LEUR VIE, C'EST MA VIE

du même auteur
au **cherche midi**

Enfants à cœur, 2009
La Glace à la vanille, 2014

Chez d'autres éditeurs

Le Guide de l'opéré, avec Philippe Gorny, Denoël, 1989
Le Guide de vos artères, avec Philippe Gorny, Denoël, 1989
Chirurgien du bout du monde, J.C. Lattès, 1993
Comme un éléphant blanc, Michel Lafon, 2005
Le Roman du cœur, Michel Lafon, 2008
Dites-moi la vérité, docteur, Robert Laffont, 2011
Le Cœur éternel, avec Gilles Dreyfus, Michel Lafon, 2015
Un éléphant blanc, ça ne change pas de couleur, Michel Lafon, 2017

ALAIN DELOCHE

LEUR VIE, C'EST MA VIE

Avec la collaboration de
Sylvain Dupuis et Emmanuel Haymann

Préface d'Éric Cheysson,
président de La Chaîne de l'Espoir

COLLECTION DOCUMENTS

cherche midi

Vous pouvez consulter notre catalogue général
et l'annonce de nos prochaines parutions sur notre site :
www.cherche-midi.com

92, avenue de France
75013 Paris

Mis en pages par Soft Office – Eybens (38)
Dépôt légal : novembre 2020
ISBN : 978-2-7491-6662-9

À mes enfants, à mes petits-enfants,
à tous ces enfants du bout du monde.

PRÉFACE

L'ENFANT ET LE SACRÉ

Notre rencontre a changé ma vie. Je crois qu'il y avait quelque chose de sacré dans l'injonction qu'il m'a lancée pour le suivre... Allez savoir, c'était il y a si longtemps ! Mais je crois que mon souvenir ainsi remodelé ne serait pas pour lui déplaire. Effectivement, ce protestant agnostique, pragmatique et un tant soit peu bouddhiste possède un sens aigu du sacré. Il n'en parle jamais, c'est vrai, mais il le vit à chaque instant.

Ainsi, Alain Deloche a allumé une flamme sacrée. Bernard Kouchner et lui m'ont entraîné sur les chemins de l'humanitaire, ceux des *French doctors* qui partaient, sac au dos, pour soigner et sauver dans les brousses et les déserts les plus improbables. Alain est chirurgien cardiaque, je suis chirurgien vasculaire. Une sorte de complémentarité heureuse : le yin et le yang, le rouge et le noir, ou, mieux, comme il l'a écrit lui-même quelque part, les « Laurel et Hardy de l'humanitaire » !

En tout cas, depuis plus de quarante ans, il est mon frère, mon compagnon d'humanitaire. Nous avons arpenté tous deux les routes escarpées des pays les plus pauvres, nous avons soigné des enfants, et puis nous avons rêvé ensemble… Et de ce rêve est sorti notamment notre hôpital de Kaboul, un espoir vivant dans l'Afghanistan ravagé. Dans le contexte de ce pays de tous les dangers, l'hôpital n'est pas seulement un hôpital, c'est une arme de paix. En soignant les corps, en préservant l'enfant, nous nous penchons au chevet d'un pays malade de sa violence…

La réalisation de cet hôpital fut un miracle collectif. Il y en eut d'autres. Alain évoque souvent les « petits miracles » qui ont permis de sauver un enfant condamné là-bas par l'indifférence, le laisser-aller, l'ignorance… Bien sûr, en médecine, le miracle n'existe pas. Il le sait. Pourtant, pour chacun de ces jeunes patients, il a fallu une suite de coïncidences heureuses, un mélange de solidarité, de savoir-faire, de générosité, de hasard… et peut-être aussi de divin. Et Alain Deloche a transformé l'humanitaire moderne, il a entretenu le feu quand il a créé La Chaîne de l'Espoir pour venir en aide aux enfants malades des pays de misère. Et finalement, il m'a transmis le flambeau pour que je préside, après lui, cette œuvre pour l'enfance du monde.

Et de tous ces enfants soignés et guéris, il évoque aujourd'hui quelques cas. Nous voyageons de l'Afghanistan au Congo, du Mali au Laos, pour retrouver, partout, ces petits sortis de la souffrance et redonnés à la vie…

Pourquoi les histoires dans lesquelles vous allez entrer vont-elles vous intéresser ? vous interroger ? vous émouvoir ? vous bouleverser sans doute ? Parce que ce sont des histoires d'enfants, bien sûr. L'enfant, c'est la plus haute expression du sacré pour Alain, c'est l'étoile qui nous touche pour des raisons profondes et universelles... Parce que l'enfant est vulnérable, parce que son immaturité le rend fragile, parce que sa vie est si délicate, parce qu'il est innocent.

Ni ses actes ni ses intentions ne sont naturellement mauvais. Son instinct le guide vers le bon, le doux, l'agréable. Parce qu'il nous fait *a priori* confiance, l'enfant ne peut imaginer, avant de l'avoir expérimenté, qu'on puisse lui vouloir du mal, donc il est ouvert, attentif, offert à ce qu'on lui montre, lui apprend. Il ne se méfie pas et attend de nous qu'on le protège.

Parce que l'enfant est joyeux, qu'il joue avec un bout de ficelle, un rien, rit en s'éclaboussant dans une flaque d'eau. Le regarder nous donne le sourire et nous offre une bouffée de bonheur.

L'enfant nous touche parce qu'il est le miroir de ce que nous avons été, de ce que nous voudrions être encore, le miroir du meilleur de nous-même. Il touche notre être, notre humanité.

Faire souffrir un enfant est inhumain, ceux qui le font sciemment ont perdu leur humanité.

Apaiser la souffrance des enfants est notre combat. Nous n'avons aucun mérite, parce que « leur vie, c'est ma vie », comme me l'a si souvent répété Alain.

Cet enfant qui suffoque, cet enfant qui ne peut plus manger, cet enfant qui ne parvient plus à marcher, voilà son combat. Alain ne peut pas supporter leurs souffrances.

Rien ne peut l'arrêter dans cet engagement contre l'« injustice du lieu de naissance » qui condamne tant d'enfants, ce monde de là-bas, de l'autre côté du fossé qui sépare les continents, quand la maladie s'ajoute à la misère. Comment accepter de voir un enfant dépérir alors qu'un geste médical ou chirurgical peut lui offrir un avenir ?

Leur vie, c'est sa vie… C'est notre vie à tous, qu'il a emmenée dans ce combat toujours recommencé pour sauver ces lueurs d'espoir que sont les enfants du bout du monde.

Éric Cheysson
Président de La Chaîne de l'Espoir

EN GUISE DE PROLOGUE

NOTRE VOISIN DE L'AUTRE CÔTÉ DU FOSSÉ

On connaît cette définition de la science et de son évolution : l'observation faite par un chercheur doit permettre à chacun de reproduire cette observation et d'obtenir des résultats identiques. Au regard de cette définition, la médecine n'est pas vraiment une science. En effet, depuis Hippocrate, au Ve siècle avant notre ère, chaque malade est unique, chaque patient déroule sa propre histoire. La médecine est une science... humaine.

En quarante ans de carrière à l'hôpital public, j'ai vécu l'improbable et la désespérance, j'ai connu les combats perdus et les joies absolues. J'ai parfois eu un sentiment de plénitude complète quand j'ai pu sauver un patient en parvenant à stopper une hémorragie après une grossesse extra-utérine ou une rupture de la rate. Le sang qui s'échappe et que l'on peut arrêter... N'est-ce pas l'image même de la vie que l'on retient à l'intérieur du corps d'un patient ?

Plus spécifiquement dans ma spécialité – la chirurgie cardiaque –, j'ai opéré près de 20000 cœurs, j'ai vécu les débuts de la chirurgie à cœur ouvert, quand chaque intervention était un sauvetage au bord du gouffre. J'ai connu en 1968 la première greffe du cœur européenne réussie, et puis, à l'entrée du XXIe siècle, le remplacement du cœur par une machine...

Je me souviens des débuts du cœur artificiel en ce jour de l'Ascension 2003... Toutes sirènes hurlantes, le Samu amène un petit garçon dans mon service cardio-vasculaire de l'hôpital Georges-Pompidou. Quelques jours plus tôt, Christian, 12 ans, a fait une sorte de grippe... Puis tout a été très vite: une myocardite virale fulgurante a presque terrassé l'enfant. Il s'agit d'une atteinte du muscle cardiaque – le myocarde – qui aboutit à une insuffisance cardiaque aiguë. Christian a fait plusieurs arrêts du cœur qui ont nécessité des massages cardiaques, et c'est dans un état très précaire qu'il nous est adressé pour l'implantation temporaire d'un cœur artificiel. Je rejoins un débat qui réunit les anesthésistes, les réanimateurs et les cardiologues. L'échocardiogramme effectué au lit de l'enfant se révèle impressionnant: le cœur ne se contracte plus, il est comme sidéré. La conclusion est sans appel.

– Vu le tableau, c'est assez clair, il faut implanter un cœur artificiel provisoire en attendant la récupération de la fonction cardiaque. Sinon, c'est la transplantation, trop hasardeuse chez un enfant.

Le lendemain, le jeune malade vit, grâce uniquement à une pompe mécanique. Je vais le voir dans son lit de réanimation, trop grand pour lui. Il a l'air d'un petit ange blond. Grâce au relais de ce cœur artificiel, le cœur de l'enfant a pu récupérer dès le douzième jour toute sa fonction, et le jeune patient est rentré chez lui définitivement guéri. Cette histoire m'a particulièrement marqué, car elle illustre bien le dernier symbole de la conquête du cœur.

Parallèlement à ma vie à l'hôpital, où j'ai connu tous les progrès de la chirurgie cardiaque, j'ai parcouru la Terre, et je continue de le faire. Au bout du monde, les problèmes ne sont pas tout à fait les mêmes. Sauver des enfants malades en Afrique, en Asie, en Amérique latine alors qu'ils sont condamnés par ce fossé invisible qui sépare les continents est un acharnement de tous les instants.

D'un côté, chez nous, l'excellence de la médecine. De l'autre, les pays qui ont pour seul destin la fatalité, le renoncement, le drame. Comment conjurer l'injustice du lieu de naissance ? Nous ne pouvons accepter de savoir un enfant menacé par une malformation cardiaque alors qu'une opération pourrait le guérir et lui offrir un avenir. J'ai été si souvent confronté aux manques, aux carences, au sous-développement, à l'indifférence, au laisser-aller. Pour en venir à bout, nous avons créé avec quelques bonnes volontés une structure, La Chaîne de l'Espoir, qui permet de mener des actions régulières, constantes, acharnées, pour donner des soins à ceux qui sont tellement éloignés de nous.

En cet instant, allez savoir pourquoi, je me souviens précisément de Prisca, une petite fille de 5 ans née à Brazzaville, au Congo. Une bombe à retardement dans le thorax... Quand la petite est venue au monde, personne ne s'en est rendu compte. Tout allait bien, croyait-on. Nul ne le savait, mais une tumeur maligne, encore minuscule, s'était déjà mise à grossir, insensiblement, lentement, silencieusement...

Si cette enfant était née dans nos pays, la tumeur qui provoque des douleurs lancinantes aurait été détectée depuis longtemps, et une opération rapide aurait empêché au mal de parvenir à ce stade terrible qui fait hurler l'enfant et désespère les parents.

Au CHU de Brazzaville, consultation, radios... La petite fille du Congo est-elle condamnée à rester une enfant à la croissance contrariée, une enfant de plus en plus épuisée, essoufflée ? Je soumets le dossier médical de Prisca à mon amie Michèle Larroquet, chirurgienne thoracique pédiatrique à hôpital Armand-Trousseau, à Paris. Elle m'explique son intervention en quelques mots :

– Il suffit d'enlever la tumeur et le lobe supérieur du poumon touché. Prisca sera alors guérie, elle grandira harmonieusement et respirera normalement.

C'est à Paris que Prisca a été sauvée.

Grâce à La Chaîne de l'Espoir, j'ai contribué à soigner ainsi des milliers d'enfants. Leurs histoires peuplent ma mémoire. En 2014, j'ai réveillé mon souvenir de certains d'entre eux dans *La Glace à la vanille*[1]. Et depuis ? Le monde a continué de tourner. Chaque jour, de nouveaux drames m'interpellent et m'incitent à agir avec plus d'énergie encore. Des enfants condamnés par la pauvreté, la maladie, l'éloignement ont été sauvés par un faisceau d'événements. J'ai assisté à tant de miracles...

Certes, les miracles sont les mêmes, les espoirs identiques, les prouesses médicales toujours aussi stupéfiantes que naguère, et pourtant quelque chose a changé... Une grande évolution a modifié la donne et étendu notre action : la plupart des enfants peuvent aujourd'hui être opérés dans leur pays. Plus besoin de les faire venir en France, comme Prisca autrefois.

1. Alain Deloche, *La Glace à la vanille*, le cherche midi, 2014.

Pour sauver encore plus d'enfants, nous avons construit des hôpitaux au Cambodge, en Afghanistan, au Mali, au Mozambique, au Sénégal. Ce miracle, nous l'avons répété partout où la maladie montre le même visage dramatique, partout où la pauvreté impose les mêmes difficultés, partout où l'intervention des médecins entraîne les mêmes angoisses et les mêmes espoirs.

Dans ces pays, nous regroupons les enfants victimes d'une même pathologie et envoyons une équipe chirurgicale au grand complet pour opérer sur place. Une double victoire : davantage d'enfants sont sauvés et des équipes locales peuvent être formées. Dans cette nouvelle phase de l'action humanitaire, la technique a évolué, l'organisation a été rendue plus rationnelle, le champ d'action s'est étendu... mais le drame humain est resté inchangé. Le miracle est toujours espéré et de nouveaux visages attendrissants et émouvants sont venus s'ajouter aux pages d'espoir écrites hier.

Les destins de ces enfants auraient sans nul doute été différents sans ces rencontres, parfois improbables, avec des gens de cœur, des médecins, des familles... et une bonne étoile. Ceux-là s'appellent Amina ou Tao, Moïse ou Roland. Ils ont tous le même désir de vivre et représentent si bien, avec leur sourire retrouvé, l'espoir qui anime notre voisin de l'autre côté du fossé, ce proche de là-bas que l'on ne peut abandonner. Avec acharnement, nous continuerons d'offrir aux plus pauvres le meilleur de notre médecine.

Pr Alain Deloche

I

GRANDE PREMIÈRE POUR FANTA

Il y a beaucoup de monde dans la salle de réunions de l'hôpital mère-enfant « Le Luxembourg » de Bamako, au Mali. En ce 10 juillet 2018, le Pr Mamadou Diarra a réuni autour de lui l'équipe soignante et l'équipe administrative de l'hôpital. Près de lui se tient Djenebou, son assistante. Pour ma part, je suis assis entre mon ami Diarra et Alice, la représentante de La Chaîne de l'Espoir, celle qui veille sur tout, organise tout, examine tout, avec tact et humanité. Dans son boubou blanc, le Pr Diarra est rayonnant. Comme toujours, avant de parler de choses graves, il a un tic : il se passe la main droite sur la joue gauche. Ceux qui le connaissent bien savent qu'il faut alors l'écouter avec attention : ce qu'il va dire sera mémorable et important ! Effectivement, il se lève et déclare avec une certaine emphase :

– Le 10 septembre… ce sera le premier cœur ouvert du Mali. Chacun doit y œuvrer, je compte sur vous !

L'inquiétude, la tension, l'appréhension flottent dans l'air. On me donne la parole…

– Nous serons là, nous sommes là, vous le savez. Je vous rappelle que la chirurgie cardiaque est un travail d'équipe, et vous êtes une équipe.

Ce qui n'est pas dit, ce que nous ressentons, Mamadou Diarra et moi, c'est un profond sentiment d'aboutissement. Formé à Montpellier et à Paris, mon ami le Pr Diarra a tenu à revenir dans son pays pour y exercer ses connaissances et son dévouement. Au Mali, il n'y avait pas de cardiologue spécialisé dans l'enfance, et il a voulu apporter son aide aux plus faibles.

– En France, je ne suis personne, déclare-t-il souvent.

C'est vrai, à Paris, il est un cardiologue parmi d'autres. En revanche, au Mali, les enfants malades ont besoin de lui.

Il dit aussi :

– Dieu nous a confié, à nous, médecins, une infime partie de sa puissance. Et de cette capacité, nous devons faire le meilleur usage.

En effet, il a édifié, étape par étape, un centre de référence à Bamako pour les soins à apporter aux enfants cardiaques. Il suit avec attention chacun de ses petits patients et, loin de l'informatique, il accumule dans son bureau d'immenses registres dont chaque page est consacrée à un enfant malade qui devrait être opéré. Cette liste d'attente égrène 4 000 noms. Parfois, il faut barrer un nom – celui qui n'a pas survécu. Un trait de plume atroce, signe de l'échec absolu, un geste qui bouleverse toujours Mamadou Diarra.

Ensemble, pendant plus de vingt ans, nous avons envoyé le plus grand nombre d'enfants possible se faire opérer du cœur en France, un nombre forcément limité.

Le véritable tournant est arrivé le 20 janvier 2015.

Ce matin-là, à La Chaîne de l'Espoir, tout le monde s'affaire dans les bureaux. Au service marketing, le téléphone sonne. Fabienne décroche le combiné et entend une voix un peu saccadée au bout du fil...

– Bonjour, je suis Mme Festoc. André, mon mari, vient de décéder, et ses dernières volontés étaient de vous aider. Mon mari voulait que vous puissiez bâtir quelque chose pour soigner des enfants, ajoute la dame.

Innocemment, Fabienne répond :

– Merci, madame, mais vous savez, pour bâtir, il faut beaucoup d'argent, ce n'est pas si simple...

– Oui, bien sûr, je vous donne 2 millions d'euros.

Fabienne reste interdite.

Mme Festoc ajoute avec émotion :

– Il faut se dépêcher, je songe aux enfants...

Après avoir remercié Mme Festoc et lui avoir indiqué que j'allais la rappeler, Fabienne sort de son bureau en courant pour venir me prévenir. Ma première pensée est immédiate : « Voilà le Mali ! »

Très ému, je rappelle aussitôt Mme Festoc. Mais j'ai un doute...

– Madame, ne confondez-vous pas les euros et les francs ?

– Mais, monsieur, je sais ce que je dis, répond mon interlocutrice, un peu irritée.

J'ai voulu faire le malin, j'ai été ridicule.

En quelques minutes, Mme Festoc me raconte sa vie. Cette dame, d'origine vietnamienne, a 84 ans et tient à ce que les volontés de son mari soient strictement respectées. Elle semble très organisée, méthodique et souhaite me rencontrer.

Elle habite un petit village de Normandie. Lorsque j'arrive dans sa demeure, je sens une atmosphère qui m'est familière. Les origines vietnamiennes de la dame ne sont pas étrangères à ce sentiment. Mme Festoc se met à me dépeindre sa vie, son histoire, qui ressemble à un beau roman, un roman d'amour et d'aventures. Le défunt, né pupille de la nation, s'était engagé dans l'armée et était parti à 18 ans combattre en Indochine, où il avait rencontré Ti-San, jeune Vietnamienne analphabète. Ce fut le coup de foudre immédiat. Démobilisé et de retour en France, il monta des entreprises de transport et se révéla un homme d'affaires particulièrement doué.

Je présente à Mme Festoc le projet du Mali et lui montre des vidéos où le Pr Diarra explique ce qu'il fait, sa liste d'attente, son activité...

– Cet homme me plaît, conclut-elle.

Le bâtiment a été assez facile à construire. En quelques mois, nous avons érigé une dépendance accolée à l'hôpital du « Luxembourg » entièrement dévolue à la chirurgie cardiaque. L'ensemble comprend un plateau technique avec deux salles d'opération, dix lits de réanimation, et les services nécessaires comme le stockage, le bureau des infirmières...

Durant un an et demi, notre principal souci a été les équipements. Difficile de trouver le nécessaire au Mali, même les tuyaux de cuivre devaient venir de l'étranger ! Bref, 80 % des matériaux sont acheminés d'Europe ou de Chine par bateau. Tout est arrivé dans le port de Dakar. Il a fallu charger le matériel sur des camions, cumuler les délais liés à la route, aux dédouanements, sans parler des détériorations, des vols possibles...

Parmi les super-héros de cette aventure, il faut parler des ingénieurs biomédicaux. Notamment Jack Porrini, ingénieur-conseil chez Bouygues, expert mondial de l'air conditionné, venu superviser les installations alors qu'il était, au même moment, responsable du chantier de l'aéroport de Hong Kong. Il a accepté de s'occuper du petit plateau technique de Bamako et s'est dévoué avec empressement pour enseigner le métier à l'équipe malienne.

Un tel projet est symbolique. Au-delà des conséquences économiques et politiques, c'est tout un pays qui est tiré vers le haut. Une partie de la structure médicale malienne est ainsi entrée dans le XXIe siècle.

Le Pr Diarra l'a décidé : ce sera le 10 septembre. À partir de cet instant, se met en place une série de comptes à rebours. Il faut tout prévoir jusqu'au jour J : la technique, l'accueil, le groupe des soignants. L'équipe médicale malienne tente de compenser ses faiblesses. Nous nous rendons à l'école d'infirmières pour engager de jeunes élèves et les former spécialement à la chirurgie cardiaque.

La chirurgie cardiaque, c'est avant tout un collectif de soignants, une douzaine de personnes parfaitement au point, une compétence à chaque poste. Du côté de l'équipe malienne, les chirurgiens sont très jeunes, formés à Dakar et en Tunisie tandis que les anesthésistes se sont spécialisés au Maroc. Ils sont tous pleins de talents et illustrent l'entraide qui existe sur le continent africain.

Des containers remplis de médicaments et de consommables ont été livrés. Il faut alors trier, ranger, gérer le stock… Un nouveau monde pour les Maliens ! Dans ce pays où les médicaments manquent souvent dans les hôpitaux, c'est à la famille du malade de se débrouiller pour se les procurer.

Alice, notre coordinatrice, gère le planning des arrivées. Une cinquantaine de personnes – ingénieurs, techniciens, infirmières – vont venir de France entre juillet et septembre. Avant tout, il apparaît nécessaire de gérer la sécurité, car le pays n'est pas stable et des attentats ou des enlèvements sont toujours à craindre. Le choix de l'hôtel est un véritable problème. Prendre un établissement modeste et non surveillé n'est pas une option. Nous optons donc pour un hôtel qui est aussi celui des forces internationales et prenons notre petit déjeuner en compagnie des soldats des unités spéciales tandis que des patrouilles militaires tournent autour du bâtiment.

On s'attelle à tout ce qui est vital pour nous : simuler des pannes d'électricité pour contrôler les générateurs, mesurer les pressions d'oxygène… Autant de vérifications nécessaires. Pendant ce temps, les cardiologues locaux reçoivent en consultation de nombreux enfants afin d'établir la liste des futurs opérés. Tous les enfants cardiaques ne peuvent pas être retenus au début, il faut donc écarter les formes les plus sévères de la maladie. Nous devons en effet réduire les difficultés pour que cette équipe acquière l'expérience nécessaire.

Pendant que tout se prépare pour le grand jour, le Président ATT nous annonce qu'il fera son retour politique au Mali à l'occasion de cette première chirurgicale… ATT… Amadou Toumani Touré, Président du Mali durant dix ans, jusqu'au coup d'État de 2012. Exilé jusqu'ici à Dakar, il a choisi l'opération du cœur pour revenir dans son pays.

– Je serai présent à l'hôpital, la première opération à cœur ouvert est une date importante pour le Mali, m'a-t-il annoncé.

En France, Mme Festoc se prépare. Elle a décidé d'apporter avec elle à Bamako l'urne contenant les cendres de son mari conformément à ses dernières volontés. Elle a sollicité le préfet de Normandie pour obtenir l'autorisation de transporter cet étrange bagage. Du côté du Mali, on craint des difficultés. La religion musulmane interdisant la crémation, les urnes funéraires n'ont pas droit de cité. J'en ai parlé à Mamadou Diarra, qui n'a pas nié l'existence de l'obstacle à franchir, mais il l'a contourné en déclarant péremptoirement que tout devait être mis en œuvre pour éviter d'ennuyer cette dame généreuse.

Le 1er septembre, les soignants français arrivent de Toulouse : 14 personnes. C'est une équipe aguerrie, celle qui a fait ses preuves sur tous les terrains de la générosité et de l'engagement en Haïti, à Brazzaville, à Dakar, à Kaboul. L'équipe toujours prête à s'envoler quand il s'agit de sauver des enfants. Soucieux d'entraîner immédiatement l'équipe locale, ils invitent réanimateurs et infirmières à simuler des massages cardiaques en massant des polochons tout comme ils rappellent les principes de base de la réanimation postopératoire.

Au fil des jours, le pavillon baptisé « Festoc » est une ruche qui bourdonne des dernières mises au point. Aline, à peine arrivée de Paris, entre en scène. Douce mais ferme, infirmière cadre, elle est la reine de l'hygiène et du nettoyage méthodique. Elle sait comment isoler un lieu, l'assainir. Petit à petit, elle transmet son savoir. Elle a raison, la propreté dans un bloc opératoire est la clé de tout. Les équipes locales ont du mal à s'adapter à cette organisation, rigoureusement planifiée. Elles se contentent ordinairement de gérer la pénurie. La gestion de faibles stocks réclame un autre état d'esprit et une planification différente.

Le sang pose une nouvelle question… Est-on sûr que les poches de sang sont bien régulées, sans germe du paludisme ? Il faut tout vérifier à la banque du sang et demander aux familles des opérés de donner du sang pour alimenter les réserves indispensables.

Soudain, un nouveau contretemps apparaît : l'autoclave – l'appareil de stérilisation des instruments – est en panne. Il manque la carte magnétique, indispensable pour le faire fonctionner. Cette carte doit venir d'Israël, transiter par Amsterdam avant d'être expédiée à Bamako. Si l'autoclave n'est pas en état de marche, l'opération est impossible !

Alice a une idée, lumineuse : plutôt que de confier la précieuse carte magnétique à des transporteurs à l'exactitude légèrement aléatoire, il faudrait la faire parvenir à Paris. Pourquoi ne pas remettre cette carte à la dernière personne à venir au Mali, c'est-à-dire Mme Festoc, elle-même ?

En attendant l'arrivée de Mme Festoc, de l'urne et de la carte magnétique, une double cérémonie religieuse se déroule devant le pavillon à Bamako. L'imam Mahmoud Dicko, le chef religieux le plus important du pays, et l'évêque de Bamako bénissent les salles d'opération…

– On a besoin de tous les dieux, commente sobrement le Pr Diarra.

À trois jours de la première, avec l'équipe chirurgicale, nous revoyons les enfants cardiaques sélectionnés lors de la première consultation. Une foule colorée est là : des enfants partout, accompagnés de leur mère, de leur grand-mère, de leur père. Djenebou, l'assistante du Pr Diarra, met de l'ordre dans le désordre, enregistre avec efficacité des fiches pour chacun des petits malades et s'attache au moindre détail. Elle sait tout de ces enfants, de leur maladie jusqu'au niveau social des parents. Souvent, elle me susurre à l'oreille une information utile : « C'est une famille très pauvre », « Celui-là vient de très loin, de la frontière avec la Mauritanie », « Faites attention, cette mère est très agressive »…

Au cours des années, Djenebou a appris à comprendre les enfants et leur famille, et à déceler leurs failles et leurs forces dans le but de faciliter le travail des médecins.

Le Pr Diarra s'installe maintenant devant son échographe. Sa gestuelle est parfaite, calculée, précise. Autour de lui, un cercle médical dense se forme, composé de chirurgiens et cardiologues maliens, de jeunes internes, d'anesthésistes, de réanimateurs. Le Pr Olivier Baron, le chirurgien responsable, qui vient de Nantes, est également présent.

C'est alors qu'arrive Fanta, une fillette de 10 ans, qui se fraie un chemin à travers cette foule. Elle est belle et élégante, des tresses impeccablement nouées, de grands yeux profonds et un sourire timide accroché sur son visage. Sans rien savoir sur elle, je me dis que la première pourrait être cette douce petite fille. Une intuition... Fanta est essoufflée depuis deux ans. À l'auscultation apparaît la raison du mal : une malformation cardiaque de naissance – une oreillette unique. La cloison qui devrait séparer les deux oreillettes du cœur n'existe pas. Après cette constatation, un long échange en langue bambara s'engage entre sa mère et Mamadou Diarra. À la suite de ce palabre qui s'éternise, il se retourne vers moi et me lance :

– La petite est gênée par sa maladie.

C'est tout ce que je saurai de cette interminable discussion !

Nous manipulons les commandes de l'échographe pour examiner toutes les incidences. Un médecin fait remarquer que le ventricule droit a déjà souffert, mais les anesthésistes et les réanimateurs estiment le risque acceptable.

– Cette fillette correspond à nos critères pour l'opération, me souffle Olivier Baron.

– C'est un bon dossier, on le met dans la liste des premiers opérés, conclut le Pr Diarra.

Vingt-deux autres enfants sont examinés. Dix dossiers sont retenus pour la première semaine. Finalement, le premier cœur ouvert du Mali sera bien celui de Fanta. Un bon choix, car le risque est limité, la cardiopathie n'étant pas trop sévère.

Il est bientôt 14 heures, l'hôpital se vide.

Nous sommes vendredi et chacun se rend à la mosquée pour les prières. Pendant ce temps, l'équipe française se réunit pour revoir tous les détails de l'intervention. Le principal problème reste l'arrivée de la carte magnétique de l'autoclave. L'avion de Mme Festoc part de Paris le surlendemain – dimanche. Il faut encore appeler Amsterdam pour savoir où se trouve ce courrier.

Le dimanche 9 septembre dans l'après-midi, nous allons chercher Mme Festoc à l'aéroport. Elle est accompagnée de son fils Alain. Mamadou Diarra les reçoit dans le salon d'honneur, les gendarmes se mettent au garde-à-vous. Mme Festoc est assez émue, ce qui ne l'empêche pas de se poster devant Alice et de lui annoncer fièrement :

– Nous avons votre carte !

Effectivement, on la lui a livrée *in extremis* à Roissy !

Nous nous dirigeons tout de suite vers l'hôpital. Il faut déposer l'urne du défunt André Festoc dans la niche qui lui est réservée devant l'entrée des blocs opératoires. Une haie d'honneur du personnel soignant accueille Mme Festoc, et l'équipe médicale lui fait visiter « son » pavillon. Elle est impressionnée par le bloc technique et bouleversée en pensant à tous les enfants qui seront sauvés ici. Notre délégation se rend devant la petite niche où ont déjà été déposés des fruits, des fleurs, des bâtons d'encens, deux petits drapeaux, un français et un malien. L'urne est installée à côté d'une photo du défunt en tenue militaire – je lui trouve un faux air de Jean Gabin dans ses films en noir et blanc.

Pendant que nous sommes réunis devant l'urne, une autre cérémonie se déroule dans l'arrière-cour du pavillon : un mouton est sacrifié en signe de reconnaissance. L'urne, le mouton égorgé, le bloc opératoire, la carte magnétique… Le choc des cultures !

Dimanche en fin d'après-midi, je vois à ma grande surprise qu'une énorme tente de réception est montée dans la cour de l'hôpital. Je comprends à cet instant que l'opération du premier cœur ouvert devient pour le Mali un événement politico-médico-médiatique ! On m'avait bien parlé d'une petite fête, mais là, ce sont 500 invités qui ont attendu. Nous, les chirurgiens, n'aimons pas trop ces cérémonies ostentatoires et grandiloquentes. On dit que tout cela pourrait porter malheur. D'autant que la réception va se dérouler exactement en même temps que l'intervention chirurgicale.

Pour le lundi 10 septembre, jour de l'opération, on craignait des tornades de pluie, qui auraient été un mauvais présage pour les Maliens, mais heureusement le soleil brille.

9 heures, Fanta entre au bloc opératoire. Un service quasi policier en régule l'entrée et, à l'extérieur, le quartier est totalement bouclé par les militaires.

10 heures, ouverture du thorax, Olivier Baron opère ; la chirurgie cardiaque de l'enfant, c'est son domaine, les grandes premières aussi. Dehors, la foule se densifie. On a même fait venir les écoliers, qui sont chargés d'agiter de petits drapeaux du Mali.

11 heures, au bloc, on met en place le système cœur-poumon artificiel.

C'est le début de l'arrivée des invités officiels. Chacun a une place désignée : les ambassadeurs de différents pays, le ministre de la Santé, les autres ministres, une foule de journalistes, de photographes, de cameramen… Je trouve mon nom sur un petit fauteuil, entre celui de Mme Festoc et celui de Diarra. Je regrette de ne pas être au bloc, ma véritable place.

12 heures, le cœur de Fanta est arrêté, l'appareil cœur-poumon artificiel prend le relais. Le corps de la fillette est refroidi à 30 °C.

Dehors, c'est l'enthousiasme. Le Président ATT arrive dans sa grosse berline. Habillé d'un boubou beige, un petit calot sur la tête, il a un regard à la fois dur et amusé. La foule scande :

– Vive ATT ! Vive ATT !

Mme Festoc, Diarra et moi nous avançons pour accueillir l'ancien Président. Il nous serre les mains, puis va saluer tous les ministres présents. L'événement médical se transforme en événement politique. Le son des tam-tams s'élève, les femmes griottes dansent et chantent, elles prononcent un à un le nom des invités, et chacun se lève pour donner un petit billet afin de conjurer le mauvais sort. Je n'y échappe pas.

12 h 30, l'oreillette droite de Fanta est ouverte, le chirurgien commence la réparation avec un patch en Téflon.

À l'extérieur, c'est le moment des discours. Mamadou Diarra prend la parole. Il est très ému, sa voix tremble un peu :

– C'était mon rêve, merci !

14 h 45, le patch est cousu dans le cœur de Fanta.

Mme Festoc s'approche de la tribune, s'avance sous les acclamations et s'empare du micro. Elle prononce quelques mots très simples. Elle pense à son mari, qui a toujours voulu sauver tous ces enfants. Pour les petits malades, il n'y a ni frontière ni religion, seulement la solidarité.

13 heures, on recoud l'oreillette droite de Fanta.

Dehors, je dis combien je me sens un peu malien après tant d'années à travailler ensemble pour le soin de tous ces enfants. Tout le monde applaudit aimablement.

Alice lance son message à son tour :

– Il fallait rendre possible l'impossible !

13 h 15, le cœur de Fanta redémarre au premier choc électrique.

Dehors, le Président ATT prend la parole.

– Je vous avais promis d'être là, je suis là. La vie d'un enfant du Mali est capitale. Je vais désormais me consacrer au peuple malien, pour lequel je serai également au rendez-vous.

13 h 30, le thorax de Fanta est refermé.

À l'extérieur, le Pr Diarra annonce officiellement la fin de l'intervention et le succès de la première opération à cœur ouvert du Mali. Tonnerre d'applaudissements. Le Président ATT se lève à nouveau, se saisit du micro pour remercier l'équipe chirurgicale française et La Chaîne de l'Espoir. Il salue les liens qui nous unissent depuis plus de vingt ans.

La cérémonie se termine, les invités et les journalistes veulent s'introduire dans le pavillon. Les gendarmes sont postés devant la porte et tiennent bon... Heureusement. Que se serait-il passé si cette foule avait pénétré dans le bloc opératoire ?

Une fois le calme revenu, le Président ATT et Mme Festoc s'inclinent devant l'urne, puis revêtent masque, bavette et casaque pour entrer dans le pavillon. À travers une vitre, ils peuvent voir le bloc opératoire et l'équipe franco-malienne encore à l'œuvre.

Dans l'après-midi, Fanta ouvre les yeux. Presque aussitôt, elle serre dans ses bras un gros nounours en peluche, cadeau des infirmières de Toulouse.

Le lendemain matin, à l'hôtel, je prends le petit déjeuner avec Mme Festoc. Un peu abruptement, elle me demande mon âge et fait cette drôle de remarque :

– Vous allez mourir…

– Madame, je n'y manquerai pas.

Elle me dit alors très sérieusement, mais avec un sourire :

– On mettra vos cendres dans une urne, et on la déposera à côté de celle de mon mari.

Petit point d'histoire

On a ouvert le cœur de Fanta… Un geste qui a paru impossible durant des siècles ! On avait peur. Peur de toucher au sacré, peur de pénétrer la vie elle-même. Comment intervenir sur le cœur sans arrêter ses battements et comment arrêter ses battements sans stopper la circulation sanguine ? Problème insoluble…

Dans les années 1950, on pensa au froid qui ralentirait les battements. Dans le bloc opératoire, l'enfant anesthésié était plongé dans une baignoire remplie de glace. Au bout d'une demi-heure, la température du corps atteignait 20 °C. Le thorax était ouvert et le cœur apparaissait, animé d'à peine quelques faibles battements. Le chirurgien l'isolait, c'est-à-dire qu'il bloquait l'aorte et les retours veineux au moyen de pinces. La circulation du sang s'interrompait, l'équipe disposait alors de six à sept minutes pour intervenir. Finalement, cette technique fut écartée, car on observait trop souvent des complications cérébrales irréversibles. Il fallait trouver autre chose…

En 1954, Walton Lillehei, du département de chirurgie de l'université du Minnesota, à Minneapolis, tenta la méthode de la « circulation croisée ». L'idée était de faire passer la respiration et la circulation de l'enfant par l'organisme d'un adulte. Le parent compatible prêterait en quelque sorte son cœur et ses poumons le temps de l'intervention. Des échecs et quelques succès… Là encore, la méthode fut abandonnée.

Mais à Minneapolis, Lillehei était bien entouré. Richard DeWall sentait bien qu'il fallait imposer l'idée d'une machine à oxygéner le sang.
– Mon principe, c'est le barbotage, expliquait-il. Il faut aller au plus simple, comme l'eau pétillante...
DeWall prit un tube, y fit passer le sang d'un chien, injecta l'oxygène qui barbotait dans ce sang... Ça faisait des bulles et de la mousse, sources de graves complications. Il se rendit au supermarché, acheta des tuyaux d'arrosage et des éponges à récurer recouvertes d'un produit anti-mousse... L'oxygénateur à bulles était né ! Avec deux tuyaux, le sang veineux était aspiré et venait se déverser à l'intérieur d'une grande poche dans laquelle arrivait l'oxygène, puis le sang repassait par un autre tuyau, dirigé vers une pompe qui réinjectait le sang rouge dans le corps. Dès 1955, on pouvait arrêter les poumons et le cœur, puis ouvrir le cœur inerte afin d'intervenir. ■

II

AU LAOS, MOUT ET LES 32 ÂMES

Dans la seconde moitié du siècle passé, les progrès de la médecine ont été vertigineux et, conséquence de ces avancées, la pratique médicale a été profondément modifiée. Tout a été redéfini. Jadis, faute de traitements, faute d'investigations, on voyait les maladies se développer jusqu'à des cas extrêmes, des souffrances indicibles et des drames. Les signes cliniques que nous, étudiants en médecine d'un autre temps, avons connus ont peu à peu disparu. J'ai assisté à ce virage impressionnant. J'ai accompagné l'apparition d'une nouvelle médecine, tellement plus efficace. Et j'ai vu comment a pu être maîtrisée l'évolution de bien des maladies.

Dans ma spécialité – la cardiologie –, cette constatation est encore plus évidente. Les vieux grimoires décrivent des tableaux de malformations de naissance jusqu'au dernier souffle. Angine de poitrine ou maladie bleue, c'est un chemin long et éprouvant qui attendait le patient. Maintenant, on opère des malades sur la base de chiffres et d'images, nos patients sont soignés – et bien souvent guéris – avant le drame.

Dans les pays riches, on sait bien souvent intervenir sur les maladies avant qu'elles ne se développent jusqu'à l'horreur. Dans les pays de misère, nous avons l'impression d'ouvrir un livre d'histoire de la médecine… Nous, les chirurgiens, sommes un peu ébranlés. Comment agir ? Comment répondre à ces drames ?

Mon ami Pierre connaît bien ce sentiment. Ce grand nom de la chirurgie pédiatrique, et particulièrement des maladies digestives, fait partie du groupe des chirurgiens actifs de La Chaîne de l'Espoir. Depuis plusieurs années, il exerce ses talents au Laos, où il se rend régulièrement pour soigner des enfants malades et transmettre ses connaissances aux étudiants de l'école de chirurgie pédiatrique de Vientiane.

Que de chemin parcouru en deux décennies… Je me souviens du Laos dans les années 1990. Je revois l'hôpital, qui faisait la fierté des Laotiens : Mae Sot, un établissement issu de la période coloniale, une structure trop grande, ingérable, mal équipée, mal occupée. Nous avions même dû, à l'époque, renoncer à introduire dans ce pays la chirurgie cardiaque : trop compliquée, trop chère, trop aléatoire… Quand Pierre est parti pour implanter la chirurgie à Vientiane, il a été notre poste avancé. Il est allé là où nous ne pouvions aller et a travaillé avec courage et obstination.

Depuis 2012, tout a changé. Un don de la Corée du Sud a permis de créer un hôpital pour enfants, le Lao-Korea Children Hospital, une petite structure d'une quarantaine de lits, parfaitement équipée de blocs opératoires, de salles de réanimation, de salles d'investigation… Cette construction a totalement modifié la perspective médicale. Pierre détient désormais l'outil !

Quand il s'en va pour le Laos, il arrive toujours à Vientiane le dimanche matin. C'est un rite, un protocole. Dès la sortie de l'avion, accompagné de son équipe, il va poser ses valises à la Villa Manoly, qui a le grand avantage de se trouver juste à côté de l'hôpital. Cette pension de famille est tenue par une aristocrate francophone.

L'après-midi du dimanche est consacrée aux consultations. Tout est organisé par Vongphet Soulithone, un chirurgien laotien, notre relais local. À l'hôpital, l'équipe laotienne au grand complet vient voir officier le maître. Les patients sont présents en foule. Parents et enfants ont revêtu leurs plus beaux habits. Les petits garçons sont en costume, les femmes ont revêtu leur *sarong* le plus élégant, une forme de respect, je pense. La discipline règne dans cette affluence : peu de cris, une attente sage et sans doute un peu angoissée… Ces familles patientent ainsi dans le calme depuis les premières heures de la matinée.

Vers la fin de la journée, Mout surgit avec ses parents. Ce garçonnet de 4 ans est né dans une famille hmong, une communauté ethnique des montagnes, et habite Muang Nan, petite ville de la province de Luang Prabang. Mout s'avance difficilement vers les médecins. Chaque pas est douloureux, l'enfant est gêné par son ventre gonflé, tendu, énorme… Les médecins sont stupéfaits, personne ici n'avait jamais vu cela ! Cette maladie intestinale est allée jusqu'à l'extrême avant que les parents ne se décident à venir demander des soins. Il faut dire que l'atteinte a pu passer inaperçue un temps, car l'enfant a été allaité jusqu'à l'âge de 2 ans et parvenait tant bien que mal à évacuer le lait maternel.

Ensuite, les parents ont vu s'installer une constipation chronique, même si le petit ne mangeait que des fruits, surtout des mangues. Au moindre repas, le ventre gonflait, et seuls des petits lavements pouvaient le soulager.

Peu à peu, les choses se sont aggravées, et l'anomalie du côlon a fini par déformer l'abdomen, qui s'est gonflé jusqu'à devenir monstrueux… Les *moyas* – les médecins traditionnels laotiens – ont bien tenté de soigner l'enfant et de faire dégonfler cet abdomen gigantesque, mais les racines bues en décoction n'ont pas pu venir à bout de cet affreux ballonnement.

Les parents ont consulté à l'hôpital général de Luang Prabang. Le tableau était tellement extrême que les médecins, dépassés, n'ont pas osé intervenir. Ils ont envoyé Mout et ses parents à Vientiane, à 250 kilomètres de là.

Pierre examine le petit garçon et interroge la famille par le truchement d'un traducteur. Il se retourne finalement vers Vongphet :

– Je pense à un Hirschsprung…

– On va le confirmer par un lavement baryté, répond le jeune chirurgien.

Il a raison, cet examen radiologique permet d'étudier le rectum et le côlon.

Verdict : Mout souffre bien de la maladie de Hirschsprung. De quoi s'agit-il ? On le sait, les aliments ingérés doivent parcourir le tube digestif pour être dégradés et digérés. En quelque sorte, le contenu intestinal se trouve « poussé » par une suite de contractions répétées du tube digestif, lentement propagées de la bouche au rectum comme une vague. Or, dans la maladie de naissance qui touche Mout, la partie terminale du tube digestif est dépourvue des ganglions nerveux qui doivent assurer cette progression. Le contenu intestinal « bute » alors sur cette zone à la motricité déficiente et, ne pouvant pratiquement pas la franchir, s'accumule au-dessus. Quand le diagnostic est fait tardivement, on constate, comme chez Mout, une constipation opiniâtre, une relative dénutrition et une dilatation considérable du côlon.

– On ne peut pas laisser cet enfant dans cet état, il faut faire une dérivation, déclare le chirurgien.

Il s'agit, dans un premier temps, de créer un anus artificiel, qui va décomprimer le côlon. Puis, dans un second temps, les chirurgiens procéderont à une réparation totale par l'ablation de la partie malade de l'intestin.

Mout est opéré trois jours plus tard. Il est endormi en position assise, car Isabelle, l'anesthésiste, craint des complications respiratoires. L'anus artificiel qui va être confectionné – geste temporaire – consiste en l'abouchement du côlon à la paroi abdominale. L'objectif est de dériver les selles vers une poche extérieure. Hélas, on ne trouve pas de bonnes poches à Vientiane, alors on bricole une sorte de réservoir que l'on vide toutes les quatre heures… Cette situation difficile pour l'enfant ne peut être que provisoire, mais au bout d'un mois d'hospitalisation, Mout va pouvoir rentrer chez lui, le ventre dégonflé.

La seconde opération ne peut intervenir que quatre mois plus tard. Pierre revient au Laos en compagnie, cette fois, de Christine , professeure à l'hôpital parisien Robert-Debré, et de Bruno, chirurgien pédiatrique du CHU de Rouen. Au cours de cette mission chirurgicale, ils doivent opérer l'œsophage de plusieurs nourrissons… et intervenir sur l'intestin de Mout, bien sûr.

Le staff se réunit pour délimiter précisément le segment du côlon à retirer, parce que ce traitement chirurgical consiste en l'ablation de la zone déficiente, qui nécessitera un rétablissement de la continuité digestive entre l'intestin normal sus-jacent et la partie basse du rectum.

Le lendemain, le chirurgien laotien est aux manettes, aidé par le chirurgien français. Il est un peu ému d'intervenir sous le regard de son maître, mais il se montre assez sûr de son geste, retire environ un tiers du côlon gauche et rétablit la continuité indispensable au transit... Durant toute la nuit, la mère de l'enfant ne cesse de masser les pieds et les mains de son fils – un doux réveil dans la tradition du Laos.

Après deux semaines d'intense activité chirurgicale, l'équipe française doit repartir. Couleurs, musiques et incantations... Les Laotiens offrent à leurs visiteurs la cérémonie du *baci*, un rappel des âmes qui se déroule pour chaque événement important de la vie: naissance, mariage, voyage, anniversaire... et guérison! Cette cérémonie prétend étendre son influence bénéfique sur ceux que l'on veut honorer... Et les 32 âmes que possède, comme tout être humain, chacun des membres de l'équipe chirurgicale vont se rasséréner aux sons de cette joyeuse solennité. Car les âmes, paraît-il, sont vagabondes, et il faut les rappeler à l'ordre... Ces pertes d'âmes seraient d'ailleurs à l'origine des déséquilibres qui créent la maladie... Les âmes errantes sont donc priées de retourner dans le corps dont elles sont issues et, pour les inciter à suivre cette trajectoire imposée, fruits, riz et même quelques liasses de kip, la devise laotienne, s'accumulent sur un grand plateau doré... C'est du moins ce que j'ai cru comprendre de cette cérémonie où ces offrandes aideraient les chères âmes à rétablir équilibre et harmonie dans leur corps d'origine. Et puis, comme un souvenir, on attache au poignet des hôtes honorés des petits fils de coton qui symbolisent les souhaits formulés. Mais attention, les vœux ne se réalisent que si l'on garde ces bracelets légers jusqu'à l'usure, et il ne faut surtout jamais les couper pour ne pas attirer le malheur ! Pour ma part, j'ai veillé à garder ces petits lacets pendant plus de deux semaines.

Mout n'assiste pas à cette cérémonie. Il s'apprête à retourner dans sa province. Pour lui, une nouvelle vie commence : fini le ballonnement, fini la poche, fini l'isolement… Une vraie vie d'enfant !

Petit point d'histoire

En 1886, un pédiatre danois nommé Harald Hirschsprung, spécialiste des maladies digestives de l'enfant, présenta lors d'un congrès médical à Berlin deux cas d'enfants décédés d'occlusion d'origine colique. Il précisa qu'il ne trouvait pas d'obstacle à l'évacuation naturelle des selles… Il avait ainsi mis en évidence la maladie qui portera son nom, mais il n'avait vu ni son origine ni sa cause. En 1901, le médecin viennois Karl Tittel découvrit que tout le mal était lié à l'absence de ganglions nerveux dans le bas du côlon, provoquant ainsi la paralysie d'une partie de l'intestin. Mais que pouvait-on faire ? Au tout début du XXe siècle, la pratique chirurgicale n'en était qu'à ses balbutiements.

Il fallut attendre 1948 pour assister à la première opération d'un Hirschsprung, intervention pratiquée par Orvar Swenson, au Children Hospital de Boston, aux États-Unis.

Cette maladie génétique assez rare – 1 cas sur 5 000 naissances – est maintenant parfaitement connue, même si on en ignore toujours l'origine. Dans nos pays, les nourrissons qui en souffrent sont repérés dès la naissance : le méconium n'est pas évacué – cet excrément accumulé dans les intestins du fœtus devrait être rejeté dans les premiers jours, mais rien ne se passe. En général, ces enfants sont opérés dès le premier mois de la vie pour connaître, ensuite, une existence parfaitement normale.

III

SUR LES HAUTS PLATEAUX DU VIETNAM, TAO NOUS ATTENDAIT

L'Asie m'a toujours fasciné, et le Vietnam plus encore. Peut-être parce que je suis né l'année du Dragon, plus sûrement parce que je fais partie d'une génération pour qui ce pays a été un sujet d'actualité fréquent. Dans mon cercle familial, on parlait de l'oncle André parti en Indochine pour cultiver l'hévéa et qui y était resté pour fonder une famille. Ensuite, notre jeunesse a été marquée par les guerres du Vietnam. D'abord la guerre contre les troupes françaises, puis celle entre les deux Vietnam, celui du Nord et celui du Sud, soutenu par l'armée américaine. C'était une époque marquée surtout par des manifestations contre la guerre et contre les États-Unis. De mon côté, je rêvais de l'Annam, du Tonkin et de la Cochinchine. Je me représentais la baie d'Along et les belles Tonkinoises en habits blancs et aux longs cheveux noirs.

Curieusement, j'ai découvert les Vietnamiens avant le Vietnam dans de tragiques circonstances. Nous étions en 1979, en pleine mer de Chine. Nous portions secours aux boat people fuyant le régime communiste qui dirigeait le pays de sa main de fer. Sur les eaux, j'ai rencontré des Vietnamiens : des hommes, des femmes et des enfants isolés qui, dans un acte quasi suicidaire, partaient pour une quête folle : la liberté. Jusqu'en 1985, durant presque six ans, en les côtoyant à bord de différents bateaux de secours ou au sein des camps de réfugiés, j'ai admiré leur dignité dans le malheur, leur insatiable soif de vivre et leur discipline à toute épreuve. C'est auprès de ces réfugiés, qui avaient tout perdu, que j'ai découvert une civilisation millénaire, et j'ai été captivé par leur énergie, leur courage, leur organisation...

En 1988, j'ai mis pour la première fois les pieds sur le sol vietnamien alors que le pays s'ouvrait un peu dans la foulée de la *perestroïka* en Union soviétique. Un cap dans ma vie : je débarquais au Vietnam, dont le peuple très pauvre souffrait sous le joug d'un parti communiste omniprésent.

Peut-on parler de coup de foudre avec un pays ? Je me sens bien au Vietnam, j'y vis un enchantement enfantin, un émerveillement de tous les instants. J'aime le fouillis de la circulation où tout ce qui roule cohabite sans trop de problèmes, j'aime la rigueur de ce peuple indompté, j'aime la débrouille et les combines qui finissent par trouver une solution à tous les problèmes, j'aime l'utilité, la reconversion possible du moindre bout de ferraille.

Le destin a frappé à la porte de mes fantasmes : les autorités vietnamiennes nous ont demandé de construire un institut du cœur. Avec la fondation Carpentier, nous avons créé l'Institut du cœur de Saigon, rebaptisée Hô Chi Minh-Ville.

À notre grande surprise, l'armée s'est engagée dans cette affaire. Le bâtiment est sorti de terre en treize mois, un record pour une construction qui occupe l'espace d'un terrain de football en plein centre-ville. Les tâches ont été réparties. J'étais en charge de la formation : 24 membres du personnel hospitalier ont été formés en France et, sur place, des infirmiers, des infirmières, des anesthésistes, des chirurgiens… Un pari difficile à relever en si peu de temps, mais nous avons réussi !

L'Institut a ouvert en 1992, et depuis cette date, je me rends régulièrement au Vietnam. Au fil des ans, je me suis fait au pays et, surtout, le pays s'est fait à moi, il m'a admis. Je suis de la famille.

En plus de vingt-cinq ans, environ 50 000 enfants ont été opérés du cœur dans ce centre devenu totalement autonome et considéré dans bien des pays comme un hôpital de référence, notamment pour la formation.

Très vite, nous avons travaillé au Vietnam avec les religieuses franciscaines. Elles sont venues à nous tout naturellement parce qu'elles sont totalement francophones et que nous avions des objectifs communs… Les religieuses côtoient le malheur au quotidien. Pour aider les enfants pauvres à s'extirper de la maladie, cette disposition à détecter les tragédies nous a été bien utile… Avec sœur Élisabeth, nous avons créé des dispensaires pour les pauvres et, surtout, nous nous sommes occupés des enfants oubliés : ceux qui sont loin, hors circuit, hors système.

Sœur Élisabeth, femme énergique et obstinée, est apparentée à Bao Daï, le dernier empereur du Vietnam. Elle n'a jamais voulu quitter le pays. Opposée au pouvoir communiste, elle est restée sur place, même aux pires moments.

Les congrégations religieuses ont développé sur place au fil des années de vraies compétences techniques. À titre d'exemple, à l'Institut du cœur, les sœurs nous ont aidés à construire des galeries aérées, car elles maîtrisent parfaitement l'art de la circulation de l'air, qui permet d'éviter l'air conditionné.

Les années ont passé. En 2018, je pars retrouver les religieuses à l'occasion d'un grand congrès médical tenu dans notre institut et dont j'étais l'invité d'honneur. À l'hôtel m'attend un message de sœur Pascale : « Il faut qu'on se voie. » Sœur Pascale est une dominicaine. C'est avec elle que nous avons créé en 2017 le Pavillon des enfants en plein cœur de Saigon. Le Pavillon des enfants... On pourrait l'appeler le « Pavillon de l'espoir ». Ce petit immeuble de quatre étages dans le quartier Govat, totalement géré par les sœurs, est notre fierté. Les enfants malades viennent de tout le pays. Un voyage parfois long et difficile, mais qui mène à la vie. Ces enfants accompagnés d'un membre de leur famille sont accueillis ici avant les opérations ainsi que le temps de la convalescence.

« Le Pavillon des enfants, c'est un acte d'amour », me disait naguère le père Ceyrac, connu pour son engagement auprès des plus pauvres de la planète.

Je retrouve sœur Pascale devant un jus d'orange. Elle est à l'image des nouvelles religieuses : habillée de son sempiternel pantalon noir, sa veste beige, son petit bob blanc sur la tête, et bien sûr un masque pour se protéger de la pollution quand elle roule à mobylette, sans oublier – très curieux – de longs gants... car la beauté, paraît-il, ne saurait supporter le moindre bronzage.

Mais sœur Pascale est une businesswoman avant tout. Dans son français approximatif, elle présente le bilan financier du pavillon à la virgule près. Devant elle se trouve son ordinateur ouvert, ainsi que deux téléphones portables. D'ailleurs, ne la surnomme-t-on pas « sœur Pascale 2.0 » ?

En fin de rendez-vous, elle me demande sur un ton anodin :

– Pourriez-vous venir visiter notre dispensaire de Kon Tum ? Ce serait un immense honneur et un grand encouragement pour notre congrégation…

Kon Tum est un lieu mythique situé sur les hauts plateaux du Vietnam, à la frontière du Laos et du Cambodge. Le pays du peuple des Bahnar, que les Français ont découvert en 1848, et converti alors au catholicisme. Allons-y pour un voyage dans ce pays inconnu !

Cette région regroupe un ensemble d'ethnies que la succession des conflits a énormément malmenées et décimées. Tantôt enrôlé dans un camp, tantôt soumis à un autre, ce peuple continue à souffrir des positions contradictoires que le régime communiste actuel adopte à leur égard. Même si un tourisme naissant, très contrôlé, provoque un début d'ouverture économique, une partie de la population reste très pauvre, et l'aide des congrégations religieuses est indispensable. Cette entraide est souvent dérisoire, faute de moyens, mais la présence des sœurs rassure.

Avant notre départ, sœur Pascale a prévenu le commissaire politique idoine, car Kon Tum reste un pays où l'on ne se rend pas facilement. Le prodige de l'humanitaire est aussi de nous entraîner là où les autres ne vont pas, dans ces territoires improbables qui nous attendent et nous espèrent.

Nous voilà bientôt dans un vieil avion à hélices surchargé qui vole dans un bruit infernal. Sœur Pascale est mal à l'aise, car d'habitude elle passe par la route. Pleine d'humour, elle me lance en collant son front contre le hublot :

– Dans le ciel, je me rapproche de Dieu. Regardons s'il n'y a pas des anges !

Après une heure et demie de vol, atterrissage assez brutal dans une clairière entourée de deux ou trois bâtisses. Bienvenue à Kon Tum. En jetant un coup d'œil à travers le hublot, je vois un semblant de tour de contrôle, deux avions… et c'est tout. Au-delà, du vert à l'infini, des montagnes couvertes de forêts… J'ai l'impression d'être arrivé au bout du monde.

Frère Luc est venu nous chercher avec son petit van. En plein centre-ville, je découvre la superbe cathédrale centenaire en bois sculpté.

Nous logeons à la congrégation dominicaine, à quelques pas de cette fameuse cathédrale. On nous sert un repas frugal : de la soupe *pho*, une merveille de diététique à base de pâtes de riz mélangées à un peu de viande de bœuf.

Le lendemain matin, très tôt, nous nous rendons au dispensaire, qui est assez proche. J'aperçois une foule bigarrée : des jupes tissées, des couleurs vives, des colliers de verre, des bijoux en argent. Des enfants handicapés, des vieillards hémiplégiques, des hydrocéphales, des fiévreux, des diabétiques, des cancéreux… Tous se mélangent dans une aimable pagaille. Voilà à quoi devaient ressembler nos hospices du Moyen Âge !

J'entre dans le dispensaire, une grande pièce divisée en boxes. Deux bureaux encadrent une table d'examen. Sœur Émilie assure la consultation, aidée d'un médecin. Un vieux laser censé soigner les enfants handicapés moteurs trône au milieu de la pièce. J'ai plus que des doutes sur l'efficacité de l'appareil, mais il rassure les mères. Une partie du dispensaire est réservée à la médecine traditionnelle, omniprésente et essentielle dans le contexte. J'assiste, médusé, à la distribution gratuite et aléatoire de médicaments… sans examens probants.

Je viens examiner les enfants cardiaques en commençant par le petit Dinh, opéré il y a un an à Saigon. Dinh a maintenant 6 ans. Il est souriant et va à l'école; bref, il est guéri. Le gamin est accompagné par son père, qui m'offre un pagne brodé, pour avoir sauvé son fils. Les enfants défilent. J'ausculte, je palpe, car l'équipement est sommaire – je n'ai qu'un stéthoscope, pas d'appareil d'échographie, c'est-à-dire que je suis presque aveugle, comme revenu à la médecine des années 1950, mais je me débrouille...

Et puis arrive Tao, 3 ans et demi, une tête d'ange. En y regardant de plus près, je vois autour des lèvres de l'enfant et au bout de ses doigts le bleu sinistre annonciateur d'une mort prochaine... Il est dans les bras de sa mère, qui me tend une radio. Un simple coup d'œil, une écoute au stéthoscope, et je comprends... Depuis sa naissance, Tao est malade. Il a toujours eu du mal à respirer. Aujourd'hui, au moindre effort, il doit s'arrêter et s'accroupir en position fœtale pour tenter de retrouver son souffle. Encore plus récemment, les malaises se multiplient.

Tao souffre de la tétralogie de Fallot, une malformation congénitale décrite au XIXe siècle par le médecin marseillais Arthur Fallot. Comme son nom l'indique, ce mal comporte quatre malformations associées, avec pour conséquence un sang bleu non oxygéné, qui emprunte la mauvaise voie et gagne tout le corps, entraînant un teint bleuté et des malaises par manque d'oxygène.

Seule une intervention à cœur ouvert peut donner un avenir à cet enfant.

Sœur Pascale parle avec la mère, qui lui signale qu'elle a déjà perdu un enfant d'une maladie de cœur. Elle pleure. Perdra-t-elle son deuxième enfant?

J'interviens.

– Il ne faut pas trop attendre, la maladie est bien avancée, ça devient grave, c'est la limite!

C'est là que le dynamisme de sœur Pascale va faire ses preuves. Elle organise le transfert de Tao jusqu'à notre institut de Saigon. Après avoir vu plus de 50 malades – des vieillards et des enfants handicapés pour lesquels malheureusement, faute de moyens, je suis assez démuni –, je suis invité dans la maison de la famille de Tao. La demeure est couverte d'un toit de chaume. Sous les pilotis de bois blanc s'ébattent des poules, des canards et un cochon. À l'intérieur se trouve une pièce commune avec les lits en bois et l'urne contenant les cendres du bébé décédé du cœur il y a deux ans. Un petit autel est dressé dans un recoin sur lequel sont posés des photos du petit disparu, des fruits et de l'encens. Le père cultive le café, et la mère tisse des vêtements. Le grand-père est là, très digne. Lui seul parle encore français... Nous prenons un thé, avec des gâteaux et des petites bananes.

Rapidement, sœur Pascale me rappelle qu'il faut se rendre à l'aéroport. Elle-même rentre à Saigon avec le petit Tao et sa mère. Ils rouleront toute la nuit dans l'autocar-couchettes.

À Saigon, Tao et sa mère sont accueillis au Pavillon des enfants, un immeuble où tout est géré en permanence par les dominicaines. C'est propre, rangé, en ordre, rassurant.

Le lendemain, nous avons rendez-vous à l'Institut du cœur à 8 heures. Comme toujours au Vietnam, l'heure, c'est l'heure. Il faut être ponctuel.

Dans la vaste entrée faite de marbre nous attend Dr Phuong, la responsable des lieux. Cette chirurgienne, que j'ai formée trente ans auparavant à Paris, s'est imposée comme directrice de l'Institut... Une surdouée de la chirurgie : harmonie parfaite entre le cerveau et les mains. Chirurgienne et généreuse. Une fois par an, elle part en « caravane du cœur » dans les zones éloignées du pays pour détecter les maladies cardiaques chez les enfants pauvres.

Ce matin-là, comme tous les matins, le centre est submergé par la foule… Trois mille malades sont reçus entre 7 heures du matin et 16 heures ! Dix-huit boxes, un ticket pour chacun et des haut-parleurs qui égrènent les numéros. L'échographie est l'examen clé de la consultation de Dr Phuong. Elle confirme le diagnostic de tétralogie de Fallot – forme favorable, heureusement. La date de l'opération sera fixée après un bilan complet.

Le jour de l'intervention, nous sommes au bloc numéro 2. Comme toujours dans les salles d'opération vietnamiennes, il y a beaucoup de monde, mais pas un bruit ; tout est feutré, calme, silencieux. Dr Phuong a revêtu sa lumière frontale, ses lunettes – une allure de petite RoboCop. Ses ordres sont murmurés à la limite de l'audible ; on entend seulement la ventilation et les bip-bip des appareils. Dr Phuong est entourée de jeunes chirurgiens, tout est rodé. Je suis fier de ce ballet parfait et silencieux.

Opération aux mille détails, chaque geste est réglé : un vrai concerto où chaque note est prévue. La chirurgienne corrige les anomalies entre les deux ventricules, et le sang emprunte dès lors sa voie normale.

À 11 heures du matin, Tao est sauvé.

Le soir même, Tao, redevenu rose, est en réanimation et se réveille petit à petit.

Le jeune garçon retrouvera bientôt un souffle normal et, avec lui, la promesse de la vie.

Ce même soir, comme un écho à mon soulagement, je suis convié à une fête de la congrégation : une vingtaine de novices vont prononcer leurs vœux solennels… Cinq cents personnes sont réunies dans la grande salle. D'un côté, les sœurs, de l'autre, les frères, ainsi qu'un autel et un prêtre. Les jeunes femmes viennent articuler leur promesse. Entre chacune s'élèvent des chants en latin.

La nouvelle vie de Tao vient de commencer. Merci, sœur Pascale, pour ce miracle !

Petit point d'histoire

La première opération d'un « enfant bleu » eut lieu en 1944 à l'hôpital Johns-Hopkins de Baltimore, dans le Maryland. Le chirurgien s'appelait Alfred Blalock. Mais c'est une pédiatre, Helen Taussig, qui a eu l'idée de cette intervention. Bien des années après, j'ai rencontré cette femme exceptionnelle dans un congrès médical. Elle nous a raconté comment ils en étaient arrivés à ce prodige : sauver des enfants bleus !

Un jour de 1942, à 6 heures du matin, lors du « staff » quotidien, Alfred Blalock exposa ses expérimentations sur les animaux, comme cela se pratiquait encore à l'époque. Pour cela, il surchargeait la circulation pulmonaire en établissant un circuit de dérivation au moyen d'une artère de la patte de l'animal. En l'écoutant parler, Helen Taussig eut comme un éclair : ce circuit de dérivation ne pourrait-il pas venir en aide aux enfants bleus ? Alfred Blalock ne serait-il pas capable de créer des canaux artériels de dérivation chez les petits malades dont le sang emprunte de mauvaises voies ? Cette intervention permettrait au flux sanguin de gagner les poumons afin d'y trouver l'oxygène indispensable.

– Alfred, votre mode opératoire ne pourrait-il pas améliorer mes enfants bleus ? demanda la pédiatre.

Et Alfred, qui n'était pas un bavard, se contenta de répondre :

– *Why not?* [Pourquoi pas ?]

Durant deux ans, Alfred Blalock poursuivit ses recherches. Finalement, tout fonctionnait bien sur l'animal, mais sur un enfant ? Il fallait oser franchir le Rubicon, passer de l'expérimentation à la pratique.

La petite Eileen, âgée de 15 mois, allait mourir si l'on ne faisait rien.

Il s'agissait, dans ce cas, de relier l'artère du bras gauche à l'artère pulmonaire, offrant ainsi au sang non oxygéné une voie de dérivation vers les poumons.
Le 29 novembre 1944, au début de l'intervention, Blalock eut la mauvaise surprise de trouver l'artère pulmonaire d'Eileen exagérément petite et terriblement fine. Il eut même un peu de mal à la repérer. Cette particularité rendit la suture entre les deux vaisseaux fort délicate. Il fallut une demi-heure d'un combat silencieux à coups d'aiguille et de fil pour parvenir enfin à solidariser les deux artères. Mais le succès semblait assuré. Dès la fin de l'opération, toute l'équipe fut stupéfaite de constater que le visage bleu d'Eileen était devenu rose. Les semaines qui suivirent furent éprouvantes et compliquées. Pendant quinze jours et quinze nuits, Alfred Blalock et Helen Taussig se relayèrent au chevet du bébé. Enfin, la vie triompha. Cette opération révolutionnaire fit rapidement le tour du monde.
Cette intervention n'était que palliative, mais, dès 1955, la chirurgie à cœur ouvert va permettre de corriger les anomalies et rendre aux enfants une vie normale. ■

IV

COMMENT JE SUIS DEVENU « SPÉCIALISTE » DES JUMEAUX SIAMOIS

Chaque lundi matin, réunion du staff médical à La Chaîne de l'Espoir : deux infirmières, Danièle Demoly et Chantal Jacques, ainsi que différents médecins selon les spécialités nécessaires pour les cas à traiter et l'étude des rapports médicaux. C'est le jury de la vie, c'est là que se joue le destin de tant d'enfants du monde entier...

Quel enfant va pouvoir bénéficier de ce transfert ? Quel autre sera refusé ? C'est tout le problème du choix en médecine. Nous sommes habitués à choisir, entre l'opération et l'abstention, entre tel médicament et tel autre, entre l'enfant qui sera opéré et celui pour lequel il est peut-être trop tard. Un choix qui serait insoutenable s'il ne s'appuyait pas sur des critères médicaux précis. Le trop compliqué, le trop risqué, le trop tard. Nous devons procéder à une « sélection », terme terrible.

Le lundi 23 mars 2015, la réunion touche à sa fin, et Danièle me retient par le bras.

– Je voudrais vous montrer ce dossier qui nous vient du Dr Daniel Agbo Panzo, chef du service de chirurgie pédiatrique du CHU de Conakry, notre correspondant en Guinée.

Son dossier, c'est une photographie, celle de deux beaux bébés qui se font face. En regardant bien le cliché, je vois que les petits sont reliés par un pont de chair au niveau de l'abdomen.

– Ce sont des frères siamois, me précise Danièle.

En presque trente ans d'activité de La Chaîne, c'est la première fois que je suis confronté à des « jumeaux fusionnés », puisque tel est le terme médical. Ma première réaction est de refuser ce cas. J'ignore tout de la gémellité fusionnée et je ne vois pas ce que nous pourrions faire.

– C'est non, dis-je à Danièle. Je ne suis pas du tout compétent.

– Il faudrait demander au Pr Yann Revillon, de l'hôpital Necker, insiste-t-elle calmement, mais fermement.

Et elle ajoute, presque timidement :

– Je ne sais pas si vous le savez, mais le Dr Panzo les a déjà hospitalisés à Conakry. Il a alerté l'opinion publique et a même fait appel à la première dame de Guinée.

De fait, le lendemain, je reçois un coup de fil.

– Bonjour, professeur, je voudrais vous parler des jumeaux siamois.

C'est Mme Djénè Condé, l'épouse du Président guinéen. Très chaleureuse, elle me demande de faire quelque chose pour Boubacar et Hassan…

– Ma fondation vous aidera par tous les moyens, précise-t-elle.

Je l'écoute, mais je me dis que tout cela n'est pas raisonnable. Pourtant, Yann Revillon, alerté, passe me voir. Je lui montre le dossier qui s'est un peu étayé. Il parcourt le scanner et les rapports avec le regard de l'expert.

– Ce sont des abdominopages, autrement dit, ils sont fusionnés par l'abdomen au niveau du foie, déclare-t-il.

Et il conclut, lapidaire :

– Il faut voir si les organes sont bien répartis, s'il y a bien deux voies biliaires, mais c'est plutôt favorable.

Il ajoute qu'à l'hôpital Necker, à Paris, en vingt ans, il a opéré trois fois des jumeaux fusionnés. Ce qui constitue un petit record pour une particularité aussi rare.

– De toute façon, on a le temps, rien avant six mois !

En effet, on ne peut opérer des enfants qu'à partir d'un certain poids et une fois leurs organes relativement développés. Tout cela ne me paraît pas sérieux. Une nouvelle fois cette pensée me martèle l'esprit. Au-delà du niveau médical, une question importante se pose : comment financer une telle intervention ?

J'interroge le comité de direction de La Chaîne, et la réponse est ambiguë. On ne peut rien faire... sauf si l'on trouve une couverture financière. Mais pour quelle somme ? L'Assistance publique, totalement dépassée par ce cas inhabituel, n'arrive pas à nous dire combien pourrait coûter l'intervention. Nous sommes dans le flou le plus complet.

Quelques jours plus tard, notre grande marraine Mireille Darc m'invite sur le plateau de l'émission « Qui veut gagner des millions ? ». Elle va participer au jeu avec le journaliste Julien Arnaud et offrir ses gains à La Chaîne de l'Espoir. Juste avant l'émission, au maquillage, je montre à Mireille la photo des bébés siamois et je lui fais part de mes réticences. Elle me toise et me demande :

– C'est quoi, ton métier ?

– Sauver des enfants...

– Alors, fais ton métier, je fais le mien.

Et l'émission, grâce aux talents conjoints de Mireille et de Julien, va rapporter 48000 euros ! Dès ce moment, un engrenage vertueux se déclenche. Je rappelle le Dr Panzo à Conakry, qui me confirme garder les enfants à l'hôpital Donka en attente de l'intervention. Décision difficile à prendre, parce qu'au même moment, l'Afrique – et en particulier la Guinée – est touchée par l'épidémie d'Ebola:

– J'ai sécurisé les enfants, me précise-t-il. Je les garderai à l'hôpital le temps qu'il faudra, ils sont pris en charge par l'État.

La première dame a dû donner ses instructions !

À La Chaîne de l'Espoir, le service communication se met en marche. TF1 s'empare du sujet, les caméras ronronnent déjà pour les enfants siamois de Conakry.

Je trouve toute cette mobilisation bien peu raisonnable, mais la machine va plus vite que moi, je suis dépassé par les événements, la frénésie de tous me submerge et m'entraîne.

Tout se met en place. Nous faisons appel à nos donateurs, ils répondent très favorablement. Ils ont vu la photo et ont ressenti comme une évidence la nécessité de séparer ces enfants. Les sommes s'engrangent, heureusement, et devraient probablement couvrir les frais de l'intervention.

Avec Éric Cheysson, mon complice, je décide d'avancer notre mission de chirurgie pédiatrique prévue à Conakry. Et c'est ainsi que, quelques jours plus tard, nous atterrissons à l'aéroport de Conakry-Gbessia. Une bouffée de chaleur humide nous saisit au visage. Au pied de la passerelle, un gendarme prend notre température frontale et nous demande de nous laver les mains avec du gel hydroalcoolique. Ebola fait peur. À quelques pas, au pied de l'avion, une voiture noire nous attend. Aucune formalité, aucun passeport à présenter : nous sommes les invités de la présidence !

– On va directement à l'hôpital Donka, nous annonce le chauffeur.

Donka est un grand hôpital construit en pleine ville par l'Union soviétique. Ça se voit : c'est rigoureux, gris, triste et sans charme. On nous entraîne vers un bâtiment où une petite foule nous attend. Une rangée d'infirmières et d'aides-soignantes, chacune coiffée de sa charlotte, nous applaudit comme si nous étions des *rock stars* ! Des vedettes, peut-être, mais notre statut de héros ne nous empêche pas de devoir encore présenter notre front pour reprendre notre température et tendre nos mains pour recevoir une nouvelle giclée de gel. Nous longeons un grillage surmonté de barbelés derrière lequel, au loin, j'aperçois de nombreuses tentes blanches et des soignants en scaphandre immaculé, cosmonautes d'une autre planète. C'est le centre Ebola de l'hôpital.

Nous sommes conduits dans un bâtiment de béton gris. Le directeur de l'établissement et le Dr Panzo nous accueillent au premier étage. Par respect des gestes barrières, nous frappons seulement nos poings fermés les uns contre les autres. Au bout d'un couloir sombre mais bien aéré, nous pénétrons dans une chambre, et la première chose qui me frappe est ce linge qui sèche sur des cordes tendues à travers la pièce... On se croirait dans un camping ! L'atmosphère est étouffante. Trois silhouettes se lèvent : le père, la mère et la grand-mère, dans des tenues majestueuses et colorées. Seul le père nous salue. Les femmes restent en retrait, et c'est encore le père, à la demande du Dr Panzo, qui nous dirige vers le berceau où les petits dorment paisiblement.

C'est un choc pour moi. Je vois des jumeaux siamois pour la première fois, et j'ai du mal à jauger la situation. Deux vies, deux enfants à la fois différents et les mêmes, deux corps étrangement fusionnés.

De façon un peu solennelle, le Dr Panzo fait les présentations :

– Celui-ci, c'est Boubacar ; celui-là, c'est Hassan.

À cet instant, Boubacar se met à pleurer. Hassan se réveille en agitant la main qui s'écrase sur la joue de son frère. Le docteur commente, fataliste :

– Ils se battent tout le temps.

La maman les prend dans les bras, geste rapide, habile. Les deux enfants, l'un contre l'autre, sont lovés contre leur mère et s'apaisent aussitôt.

Le docteur lui demande de poser les deux bébés sur le dos afin que nous puissions procéder à une première et rapide auscultation. Éric est plus actif que moi. Chirurgien vasculaire, il semble être à l'aise dans cet examen des deux abdomens accolés. Je demeure en retrait. Les toucher ? Je sais bien que la palpation ne m'apprendrait rien, ne résoudrait rien. Je suis bouleversé par ces deux petits garçons prisonniers l'un de l'autre. Oui, il faut les séparer. Pour me donner une contenance, je me réfugie dans ma spécialité :

– Ils ont chacun un cœur ?

Personne ne me répond, c'est une évidence.

Éric et moi sommes ensuite invités dans une grande salle pour une réunion médicale. Une trentaine de personnes sont assises autour d'une table. Le directeur de l'hôpital nous présente de manière un peu solennelle les chirurgiens, les médecins et les infirmières réunis pour nous. Et puis, brusquement, il se tourne vers une femme drapée dans un boubou multicolore...

– C'est la matrone magnifique, nous dit-il.

En fait, c'est l'héroïne, la vraie, celle qui est parvenue à mettre au monde les deux enfants.

– J'ai vite compris que je donnais naissance à des jumeaux, nous raconte-t-elle. J'ai dit à la mère : « Il y en a deux, madame. » Le premier se présentait bien, il a commencé à sortir, mais il est resté coincé. J'ai alors procédé à une manœuvre que j'avais apprise à l'école, en essayant de faire tourner le premier pour mieux orienter le second, qui était peut-être en position transverse, mais quelque chose n'allait pas, comme si le second empêchait le premier de sortir ! J'ai senti les pieds du second près de la tête du premier, et là je me suis dit qu'il allait falloir les sortir en même temps, sinon j'allais les perdre ! J'ai tourné, j'ai tiré, j'ai tourné encore, j'ai tiré à nouveau, et ils sont venus tous les deux, l'un à l'endroit, l'autre à l'envers, et c'est là que j'ai vu qu'ils étaient attachés. Bon, tout le monde est vivant, et ça, c'est bien.

La sage-femme regarde l'assistance d'un air satisfait.

Toute la salle l'applaudit.

Deux jours plus tard, nous reprenons le chemin de l'aéroport. Notre voiture est suivie par une ambulance dans laquelle se trouvent Boubacar, Hassan et leur mère. Étrangement, nous sommes escortés par des motards. Aimable et excessive attention de la première dame. Toutefois, nous ne sommes pas dans une urgence, cet encadrement officiel est sans doute destiné à marquer l'importance du moment.

Dans l'avion, l'hôtesse se trouve devant un problème : comment attacher la ceinture de sécurité de ces deux enfants ? Le commandant de bord la tire d'affaire : le mieux est qu'ils restent dans les bras de leur mère pendant le décollage et l'atterrissage.

Nous arrivons à Paris, mais nous venons d'une région infectée par Ebola. Les deux bébés et la mère doivent passer un long isolement de quasiment un mois chez un oncle dans un pavillon à Évry.

Passé ce délai, les équipes de Necker procèdent à une exploration complète des enfants, qui confirme la faisabilité de leur séparation, puis se réunissent pour répéter les gestes de l'opération. Le mardi 26 mai, c'est le jour J. Fatoumata, la mère, arrive très tôt à l'hôpital. Elle embrasse ses deux enfants, et, sans les quitter des yeux, invoque Dieu et la médecine, les confiant à une providence où se mêlent la foi et la confiance.

Deux équipes chirurgicales sont prêtes. Celle du Pr Yves Aigrin et celle de l'autre chirurgien, le Pr Christophe Chardot. Ils commencent dans une salle unique, et tout va s'achever dans deux salles, une pour chaque enfant. D'abord, il faut endormir les jumeaux, opération compliquée parce que, en injectant une dose d'anesthésique, qui peut dire lequel des deux nourrissons reçoit la dose : Hassan ? Boubacar ? Chacun à parts égales ? Chaque cathéter est d'une couleur bien définie, pour déterminer soigneusement ce qui va à un enfant et ce qui va à l'autre.

Une fois les deux enfants endormis, l'essentiel du travail est de scinder le foie commun, intervention particulièrement délicate. Christophe, spécialiste de la greffe du foie, sait toute la minutie qu'il faut pour bien éviter les vaisseaux hépatiques. Foie commun, mais aussi intestin commun – ce qui est une surprise. Cette particularité n'avait pas été repérée, il faut donc répartir l'intestin de façon équitable, de façon à ce que chacun en ait un peu. Au moment de la séparation du foie commun, la tension de Boubacar s'effondre. C'est l'affolement. Il faut transfuser, mais qui ? L'un ou l'autre ? Ou les deux ? On le voit, la somme de problèmes que pose une telle opération est ici multipliée par deux.

Après plus de quatre heures de combat, notre ami le Dr Panzo est invité à procéder à l'ultime séparation en sectionnant les 20 centimètres de peau qui relient encore les bébés entre eux, geste simple et symbolique. Il coupe en quelque sorte le « ruban » qui inaugure la nouvelle vie de ces deux frères.

Hassan sort du bloc à 17 h 30. Boubacar, plus fragile, une heure plus tard. On les place dans le même berceau, car ils se cherchent l'un l'autre, ils ont l'habitude de la fusion et devront apprendre à ressentir de nouvelles sensations, de nouvelles proximités...

Ils resteront encore deux semaines à l'hôpital Necker avec la nécessité d'une nouvelle opération pour Boubacar, qui a développé un problème de voie biliaire.

Ensuite, pour leur convalescence, les enfants retournent plus d'un mois à Évry chez leur oncle. Fatoumata est heureuse, l'oncle, très satisfait et les enfants se portent bien. Tout le monde est si content que la mère aurait bien voulu rester en France avec ses deux enfants...

– Si je rentre à Conakry, qui va les suivre sur le plan médical ? demande-t-elle.

On lui explique que le Dr Panzo suivra très efficacement les jeunes opérés, et qu'en cas de problème grave nous interviendrons. Fatoumata a peur pour ses deux garçons. Il a donc fallu appeler la première dame, qui a rassuré la maman. Elle est rentrée, et, dans l'avion, Boubacar et Hassan occupaient chacun un siège !

Trois ans plus tard, Éric et moi sommes retournés à Conakry et, sous l'œil de la télévision locale, nous avons rendu visite à ces deux petits héros guinéens, enfants turbulents, remuants, vifs, heureux, et dont on percevait qu'ils étaient unis pour la vie.

L'aventure d'Hassan et Boubacar a fait le tour du monde. Nous avons été consultés pour d'autres enfants siamois, notamment pour un cas de jumeaux accolés à Damas. J'ai pensé les envoyer à Beyrouth pour tenter une opération, mais les enfants sont malheureusement décédés avant même d'avoir pu quitter la Syrie. On nous a demandé aussi d'intervenir au Nigeria, mais finalement ces jumeaux siamois ont été transférés en Afrique du Sud…

Je croyais en avoir fini avec les jumeaux siamois, mais une nouvelle aventure s'est présentée avec un appel venu du Cameroun.

Le 6 novembre 2018 en soirée, dans la salle d'accouchement du dispensaire d'Ayos, au centre du Cameroun, Pierre, l'infirmier accoucheur, est paniqué. Il presse le ventre de Laurel, la jeune mère, mais sent un blocage. La tête d'un bébé est pourtant bien engagée. Que se passe-t-il ? Il se tourne vers la mère :

– Qu'a dit l'échographie ?

– Je n'ai pas eu d'échographie.

Pierre suspecte des jumeaux.

– Nous devrons procéder à une césarienne !

Il est tard, il faut appeler l'obstétricien, préparer le bloc. D'abord trouver une solution au problème financier. Qui va payer ? Ce sera l'oncle. Le chirurgien arrive, la césarienne se déroule bien.

Les premiers cris ont été un grand soulagement pour Laurel, puis elle a vu ses enfants, deux minuscules petites filles serrées l'une contre l'autre, et, en regardant de plus près, la joie de Laurel se transforme en effroi : elle n'ose pas toucher ces bébés soudés au niveau du foie et à la base du thorax. Laurel est effondrée, apeurée, angoissée. L'ambiance est tendue à la sortie du bloc opératoire. Que faire ?

Très vite, la nouvelle se propage dans la petite ville… On commence à murmurer : c'est l'œuvre du diable, disent les uns, la manifestation des démons, renchérissent les autres. La mère serait donc vouée aux esprits mauvais ? Sa belle-mère affirme haut et fort que son fils n'a pas pu engendrer de tels monstres. D'ailleurs, le père, lui, n'a pas voulu savoir. Terrifié par les ragots des superstitieux, il a pris la fuite.

Pourtant, sereine, sans écouter ces folles rumeurs, confiante en l'avenir, Laurel a baptisé ses deux fillettes « Merveille 1 » et « Merveille 2 ». Abandonnée de tous, elle sait que, pour préserver ses deux merveilles, elle doit quitter Ayos. Aidée et encouragée par son oncle, son seul soutien, elle part se réfugier à Yaoundé, la capitale du Cameroun, à 140 kilomètres de chez elle. Ainsi, elle échappera à la réprobation de tout son environnement familial.

À l'hôpital gynéco-obstétrique et pédiatrique chinois, les jumelles sont prises en charge par le Dr Faustin Mouafo. Puisque Laurel ne sait où aller, puisqu'elle n'a personne chez qui trouver un abri, elle reste à l'hôpital, aux côtés de ses deux petites. La situation se prolonge ainsi durant presque une année… jusqu'au moment où le Pr Pierre-Yves Mure, chirurgien pédiatrique à Lyon, se rend en mission médicale à Yaoundé et se mobilise aussitôt pour opérer les deux fillettes.

Impossible de les opérer sur place, les plateaux techniques et les spécialistes manquent. Pierre-Yves m'appelle du Cameroun. Cette fois, à ses yeux, je passerais presque pour un spécialiste des enfants siamois ! En tout cas, je connais maintenant la procédure, je n'ignore rien des risques, je sais les espoirs. Alors, sur le ton du vieil habitué, je demande les résultats du scanner et, avec ma maigre science, je comprends que le diagnostic est extrêmement favorable : pensez, chacune des deux Merveilles possède son propre foie, ce qui facilite grandement l'opération ! En somme, nous vérifions que le pronostic des jumeaux siamois dépend étroitement des organes qu'ils ont ou non en commun.

Ensemble, Pierre-Yves et moi, à distance, traitons le dossier comme on aurait préparé une opération militaire. On convient d'une date : le 13 novembre à Lyon. Il y a tout de même une petite réserve, parce que l'une des deux fillettes a un souffle au cœur. On verra bien, ce sera examiné à Lyon. Malgré cette pathologie cardiaque un peu floue, j'ai bon espoir, et nous scellons un accord presque historique sur la participation financière des Hospices de Lyon, de l'État camerounais et de La Chaîne de l'Espoir. Quant à la famille d'accueil, elle est toute trouvée : ce sera Gina, notre représentante à Lyon. Convergence d'énergies, de compétences et de volontés.

Les petites arrivent à Lyon avec leur mère le 1er novembre. Laurel est déjà une star, les journalistes l'attendent, avec ses enfants. Ils veulent lui parler, la photographier, la filmer. Laurel entre dans un autre monde : l'avion, la foule, les escalators, les boutiques illuminées, la circulation...

Les deux fillettes sont prises en charge à l'hôpital. Le bilan médical révèle que Merveille 2 souffre effectivement d'une malformation cardiaque, une large communication interventriculaire avec retentissement pulmonaire. Serions-nous dans une impasse ? Faudra-t-il intervenir sur ce cœur après la séparation ? Est-ce un risque pour l'opération ? On

Fanta

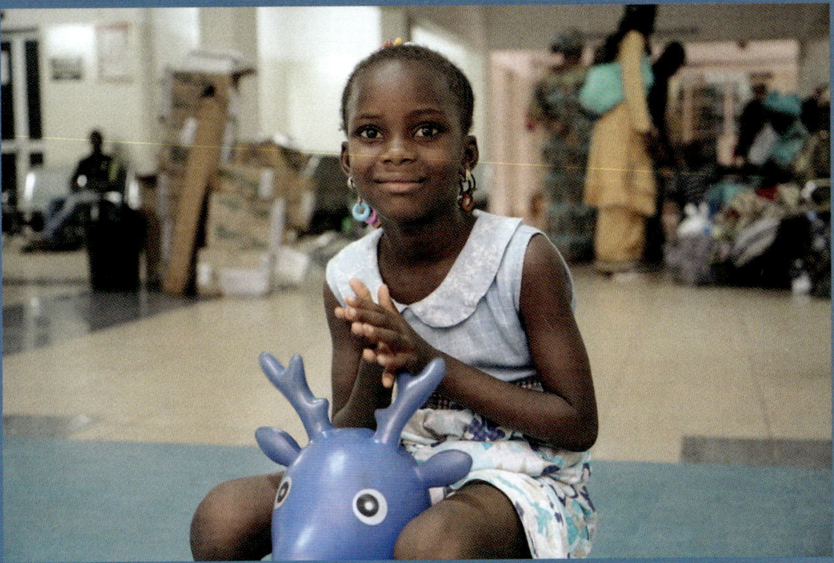

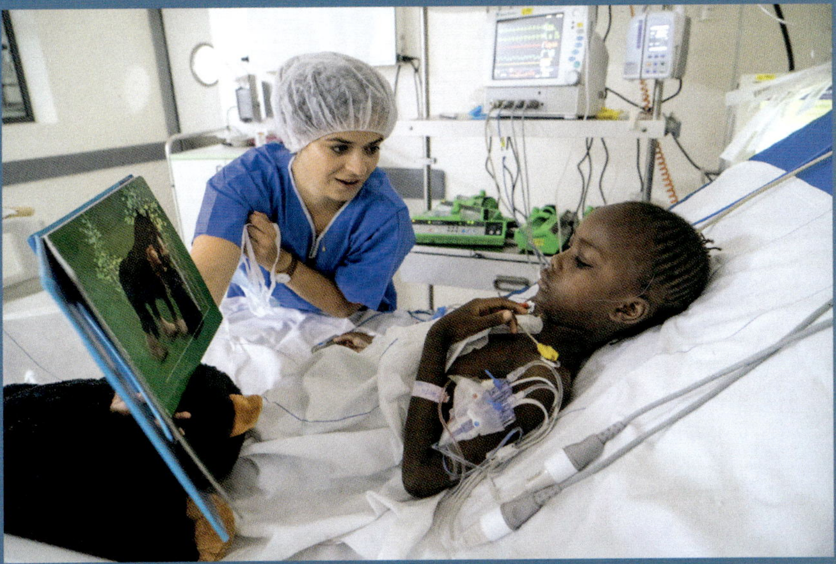

En haut: Fanta a 10 ans, elle est pleine de vie et d'espoir, elle est tournée vers l'avenir. Elle va être opérée à cœur ouvert, une grande première au Mali.

En bas: Le lendemain de son opération, Fanta est en réanimation, et Alice, la coordinatrice de La Chaîne de l'Espoir, lui raconte une histoire…

Fanta (suite)

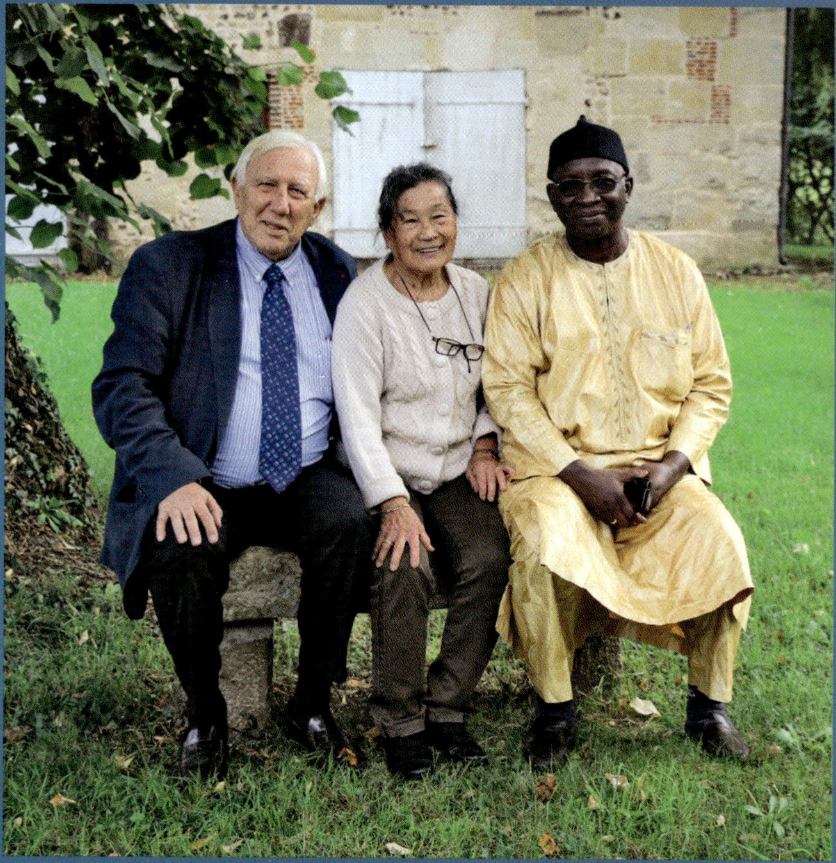

Mme Festoc nous reçoit, le Pr Diarra et moi-même, dans sa demeure de Livarot, en Normandie. Sans elle et sa généreuse donation, l'unité de chirurgie cardiaque de Bamako n'aurait pu être réalisée. Elle est l'héroïne du projet.

Mout

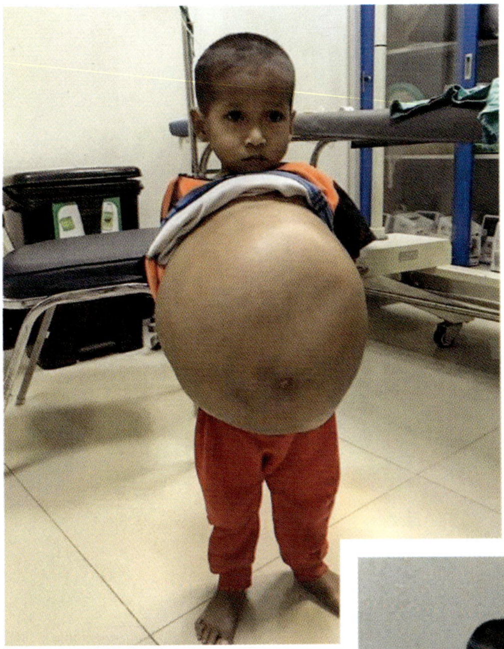

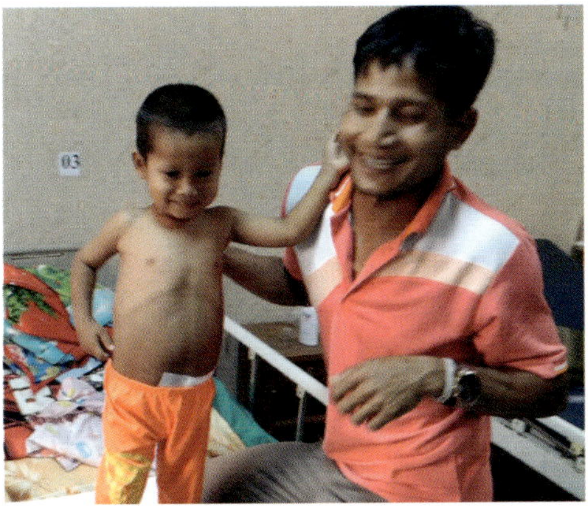

En haut : Mout a 4 ans et vit dans une région montagneuse du Laos. Cet enfant peut à peine marcher tant son ventre est distendu à cause d'une maladie du côlon. Il est transféré à Ventiane, la capitale, pour y être opéré.

En bas : Quelques mois après l'intervention réalisée par un chirurgien parisien, une nouvelle vie commence pour Mout.

Tao

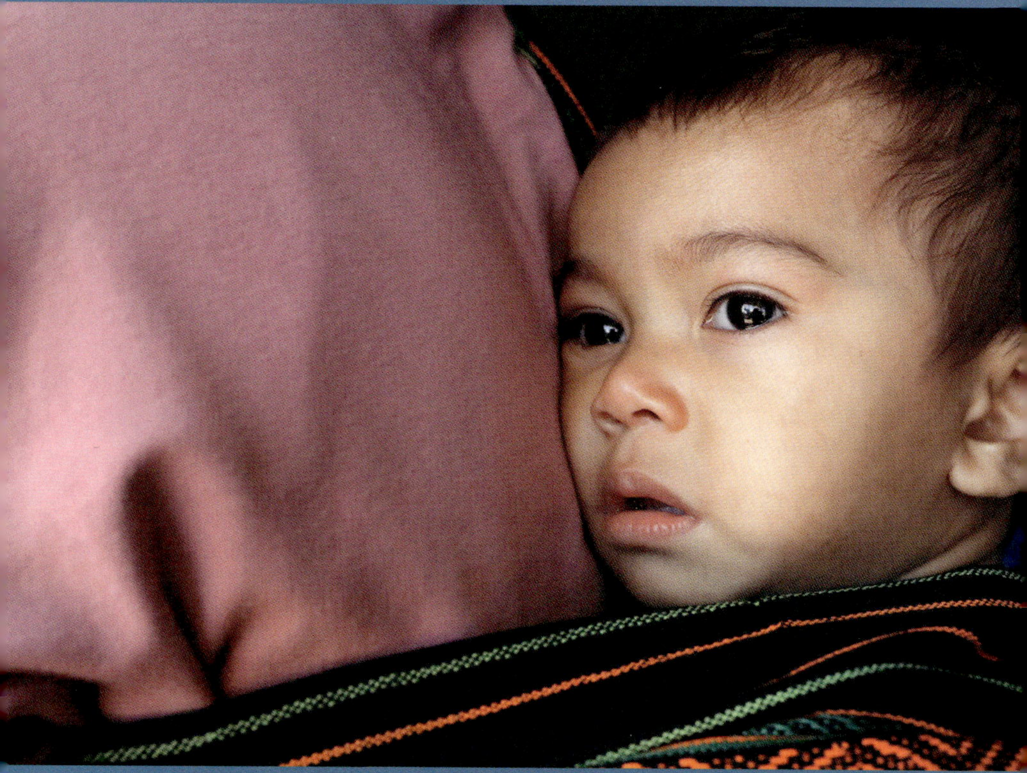

Tao, 3 ans et demi, est un « enfant bleu ». Il souffre d'une grave maladie du cœur et doit être opéré en urgence.

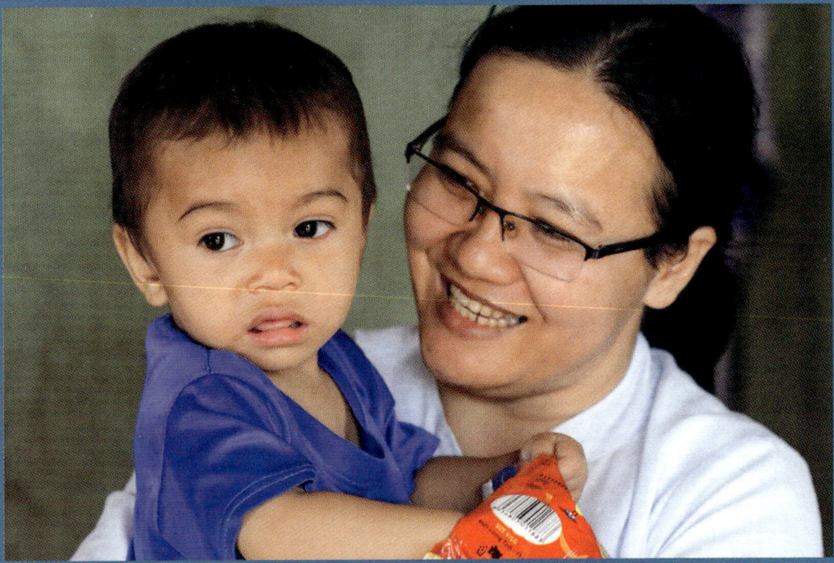

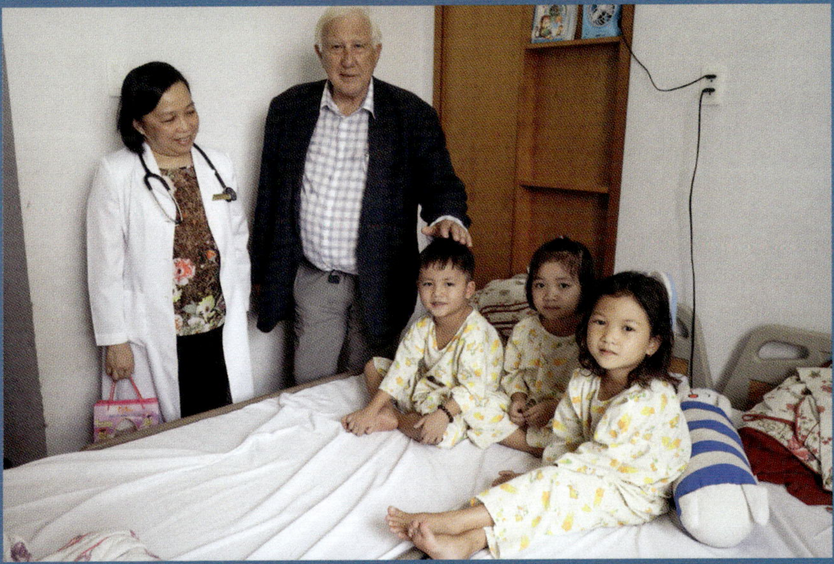

En haut : Tao a été transféré depuis le centre du Vietnam jusqu'à Saigon, où il a été opéré par le Dr Phuong, la directrice de l'institut équipé par La Chaîne de l'Espoir. Après l'opération, il est dans les bras de sœur Élisabeth, au Pavillon des enfants. Ses lèvres sont roses, signe de parfaite santé.

En bas : Le Dr Phuong effectue sa visite matinale quotidienne. Ici, trois enfants qu'elle a opérés.

Hassan et Boubacar

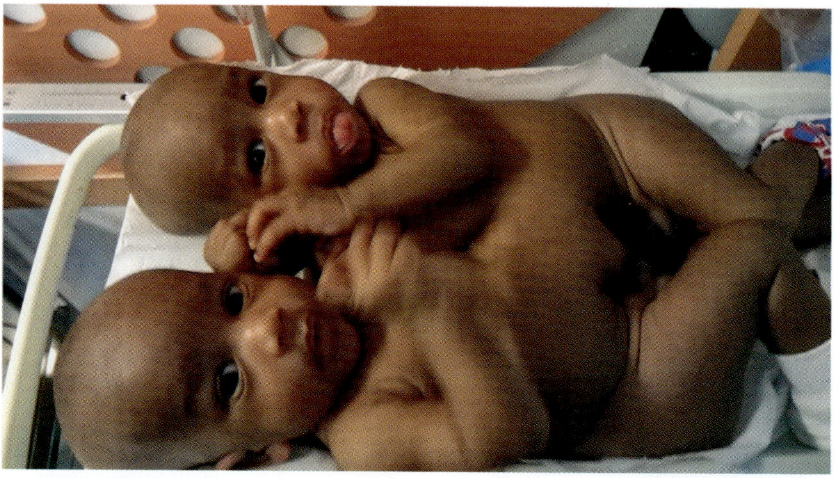

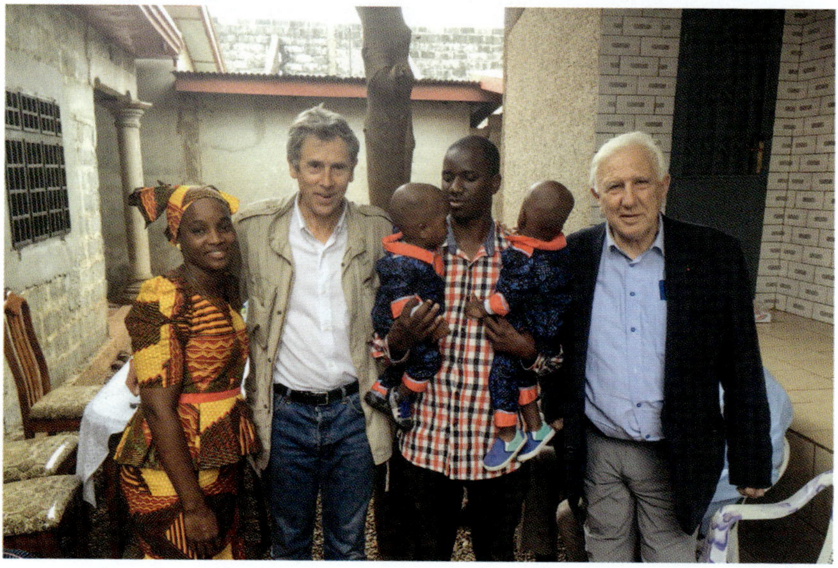

En haut: Hassan et Boubacar, deux bébés siamois, attendent leur transfert en France. Pris en charge au CHU de Conakry, en Guinée, ils vont être opérés à l'hôpital Necker, à Paris.

En bas: Trois ans après, nous retrouvons une famille heureuse, avec Éric Cheysson, président de La Chaîne de l'Espoir.

Bessie et Eyenga

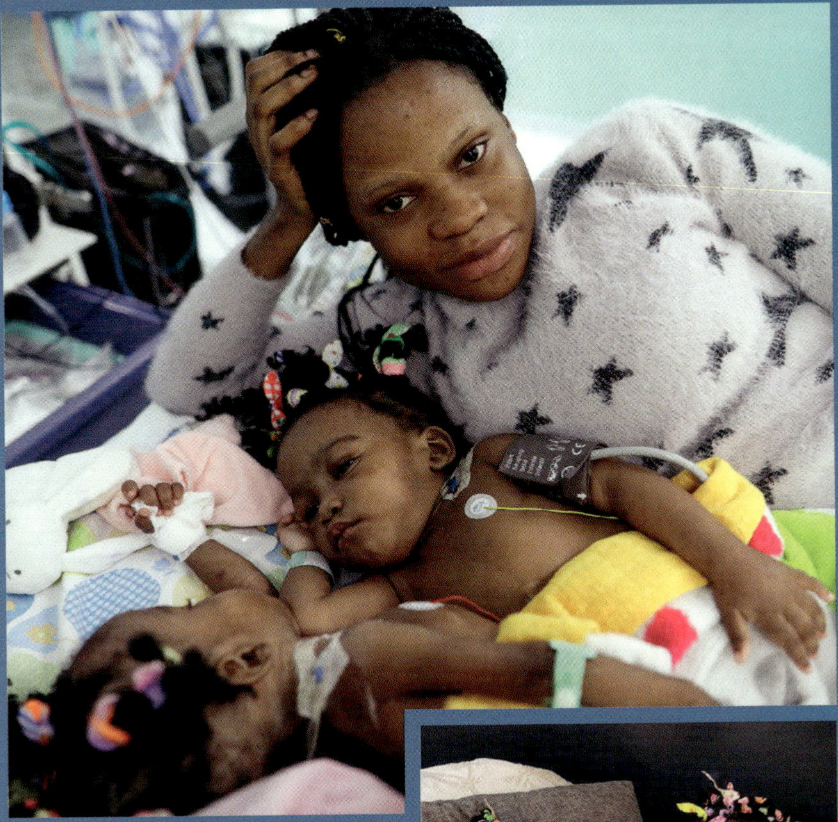

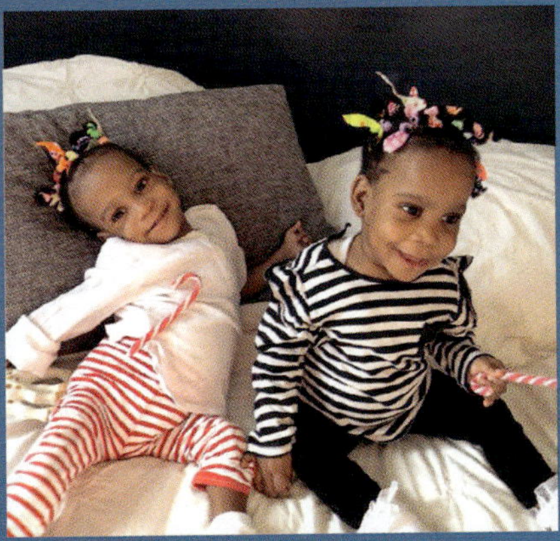

En haut: Bessie et Eyenga, deux sœurs siamoises, attendent leur séparation, avec leur maman Laurel, à l'hôpital des Hospices de Lyon.

En bas: Bessie et Eyenga sont prêtes à retourner dans leur pays, le Cameroun.

Ahoua

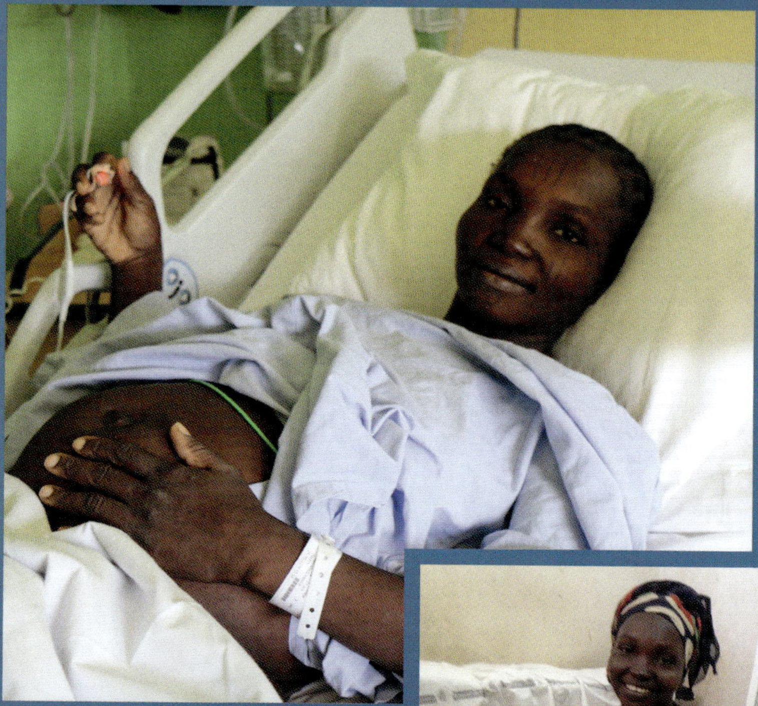

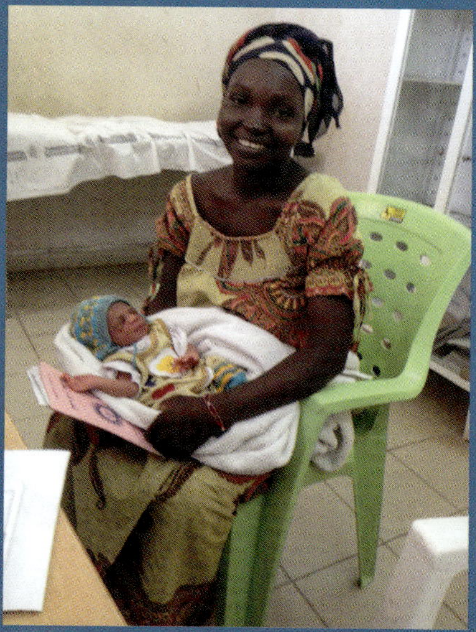

En haut : Ahoua vient d'arriver en France en provenance de N'Djamena, capitale du Tchad. La jeune femme de 19 ans est enceinte et souffre d'une sévère atteinte cardiaque due à des angines non traitées.

En bas : Trois mois après l'intervention, Ahoua a mis au monde un petit garçon.

Prosper

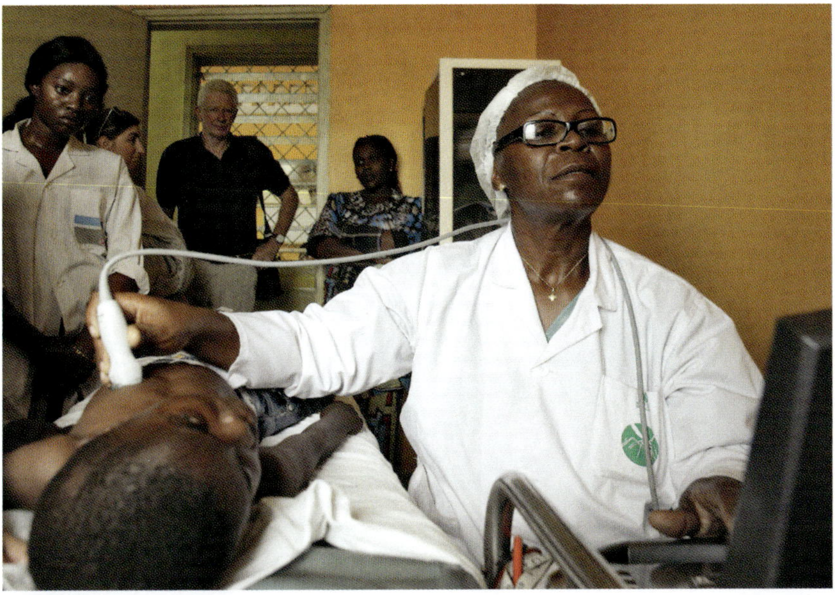

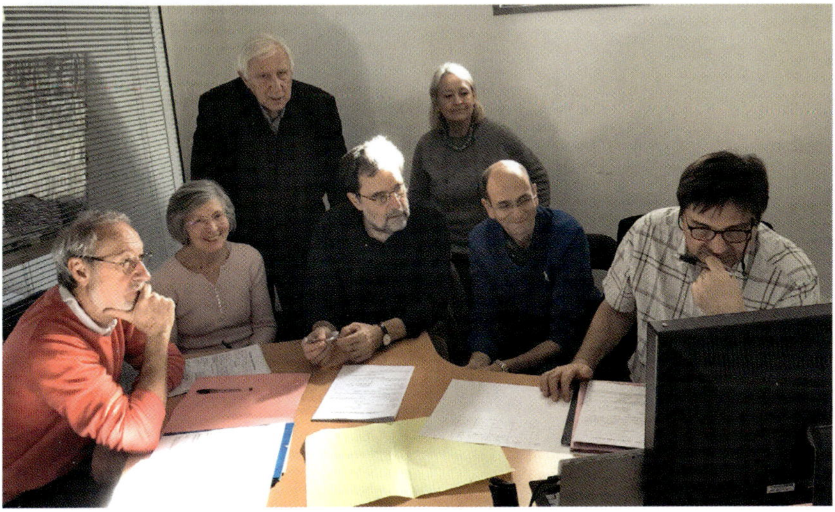

En haut: Au CHU de Brazzaville, capitale du Congo, Anne Berthe, cardiopédiatre, examine Prosper, 12 ans.

© Pascal Deloche / GODONG

En bas: Au même moment, à quelques milliers de kilomètres de là, une équipe d'experts français est en lien direct avec elle: la vidéoconsultation abolit les distances.

© La Chaîne de l'Espoir

Prosper (suite)

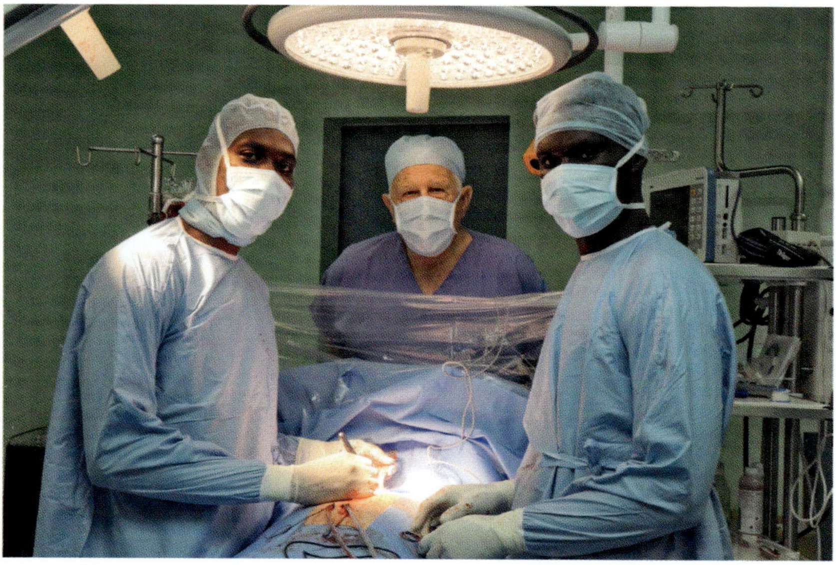

Avec l'équipe sénégalaise dans le bloc opératoire du centre Cuomo, à Dakar. C'est ici que sera opéré Prosper, après son transfert depuis le Congo.

Moïse

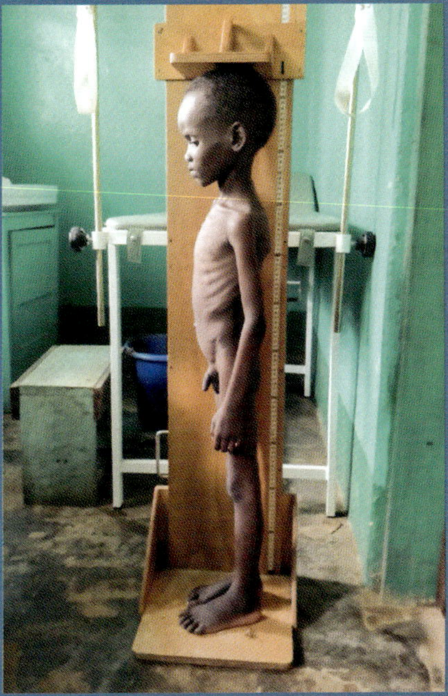

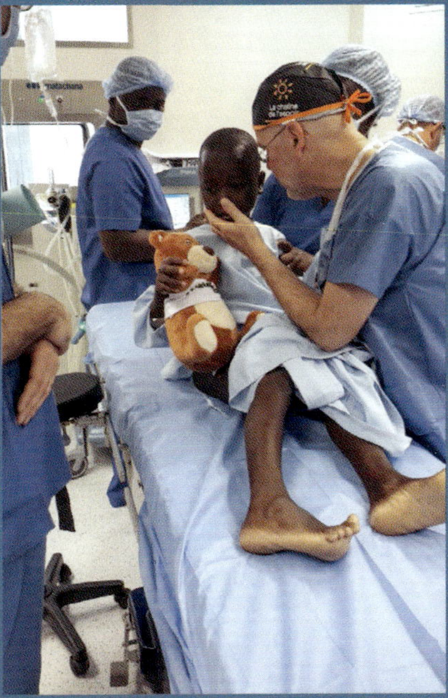

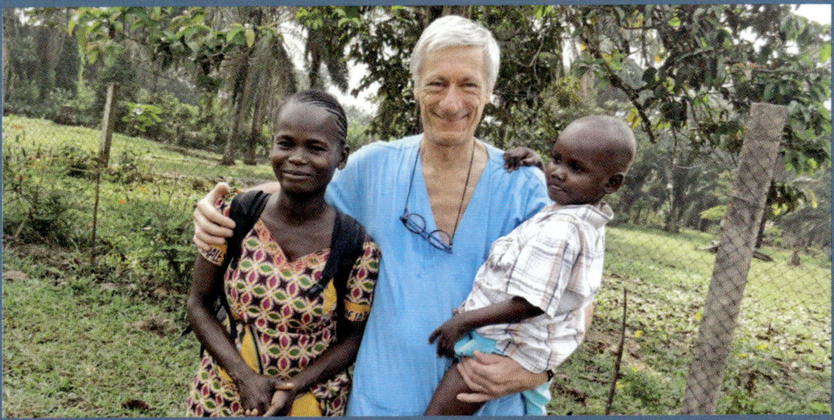

En haut à gauche : La brûlure à la soude de l'œsophage de Moïse l'empêche de se nourrir. Il a été transféré de Mbandaka, au nord-est de la république démocratique du Congo, à la capitale, Kinshasa. À 5 ans, il ne pèse plus que 10 kilos. Son pronostic vital est engagé.

En haut à droite : Moïse sera opéré à Abidjan, en Côte d'Ivoire, par le Pr Chardot, de l'hôpital Necker, et son équipe, qui va procéder à une greffe à partir de son côlon.

En bas : Le Dr Olivier Demoinet, qui nous a alertés sur le cas de Moïse, est de retour à Mbandaka, aux côtés de la maman de Moïse, un mois après son opération.

Roland

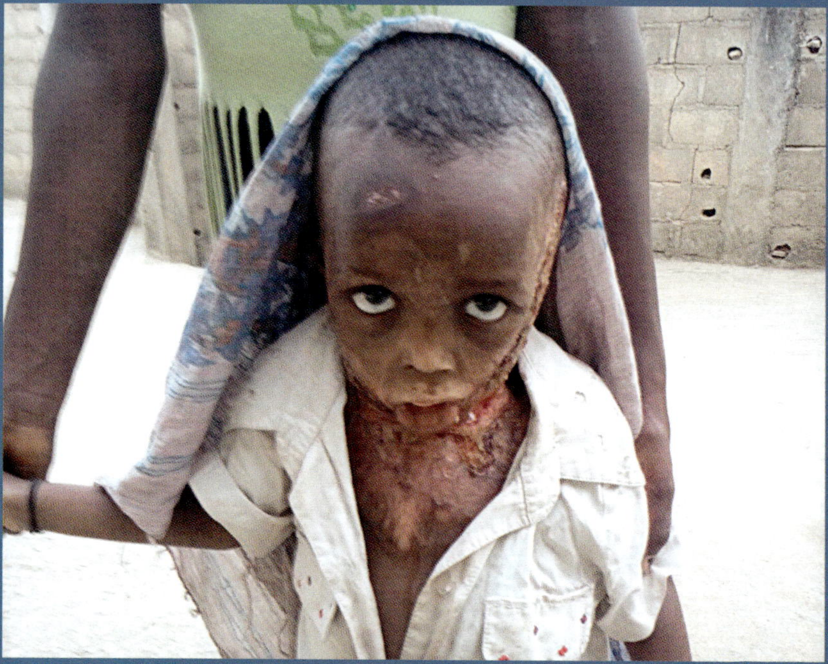

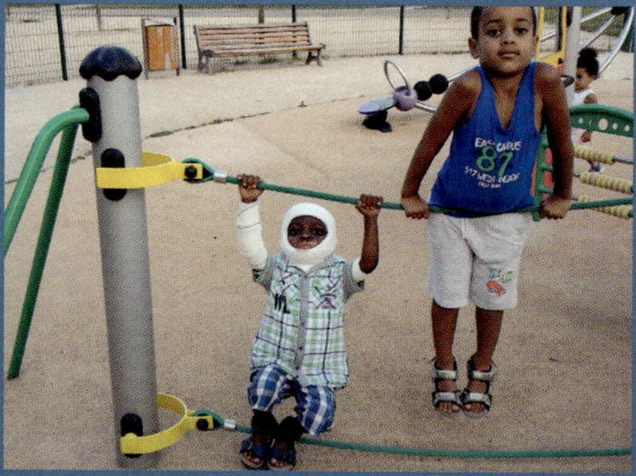

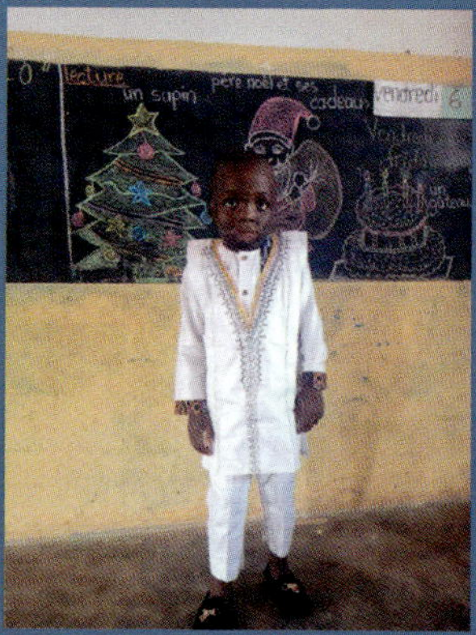

En haut : À la suite d'une brûlure de la face, le menton de Roland, 8 ans, est resté collé au thorax. L'hôpital de Yaoundé, la capitale du Cameroun, n'est pas équipé pour de telles greffes de peau.

En bas à gauche : Roland a été opéré à l'hôpital Purpan, à Toulouse. Il est accueilli par une famille, où il trouve un compagnon de jeu du même âge, Adam.

En bas à droite : Pendant sa convalescence, Roland est scolarisé à Toulouse avant de retourner dans son pays.

Yamin

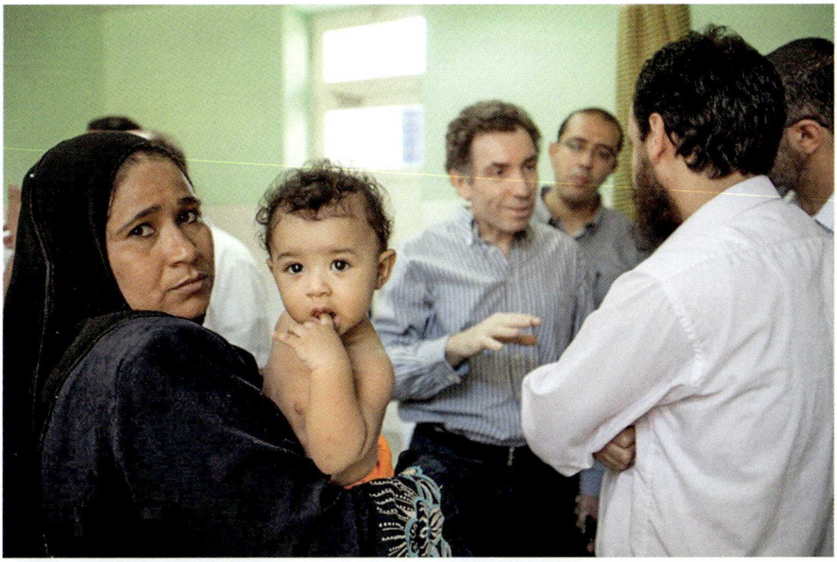

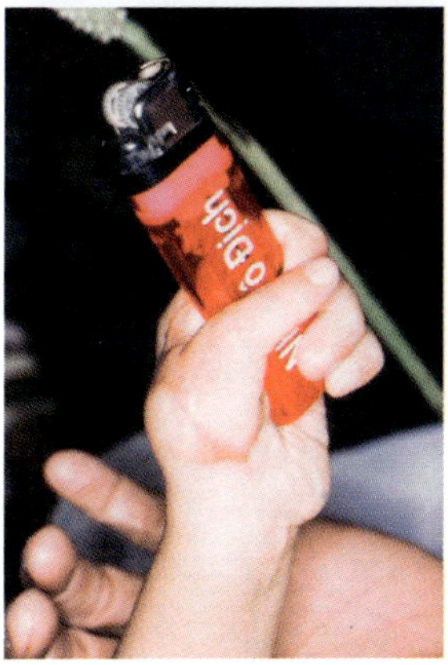

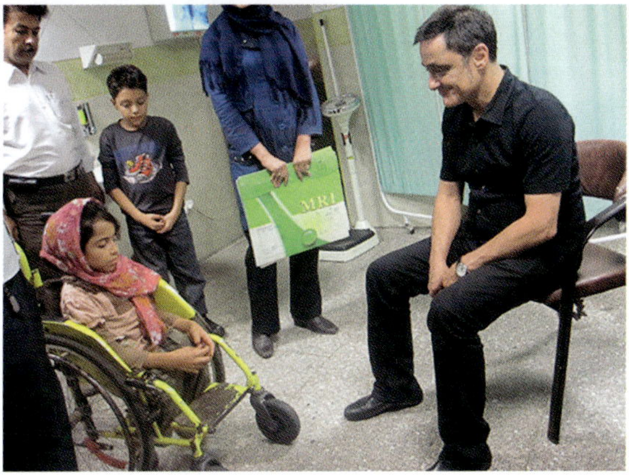

En haut: Le Dr Philippe Valenti, de Paris, consulte régulièrement à Téhéran. Il vient d'examiner Yamin, 2 ans, qui suce son index: une malformation congénitale le prive de pouce.

En bas à gauche: Après l'opération, victoire ! L'index remplace le pouce et le doigt est opposable. Yamin peut enfin prendre un objet dans sa main et sa vie est changée.

En bas à droite: Le regretté Keyvan Mazda, ancien chef de service de chirurgie orthopédique et pédiatrique à l'hôpital parisien Robert-Debré, et qui a tant fait pour les enfants iraniens. C'est lui qui a créé La Chaîne de l'Espoir-Iran avec Mme Marashi.

Sekou

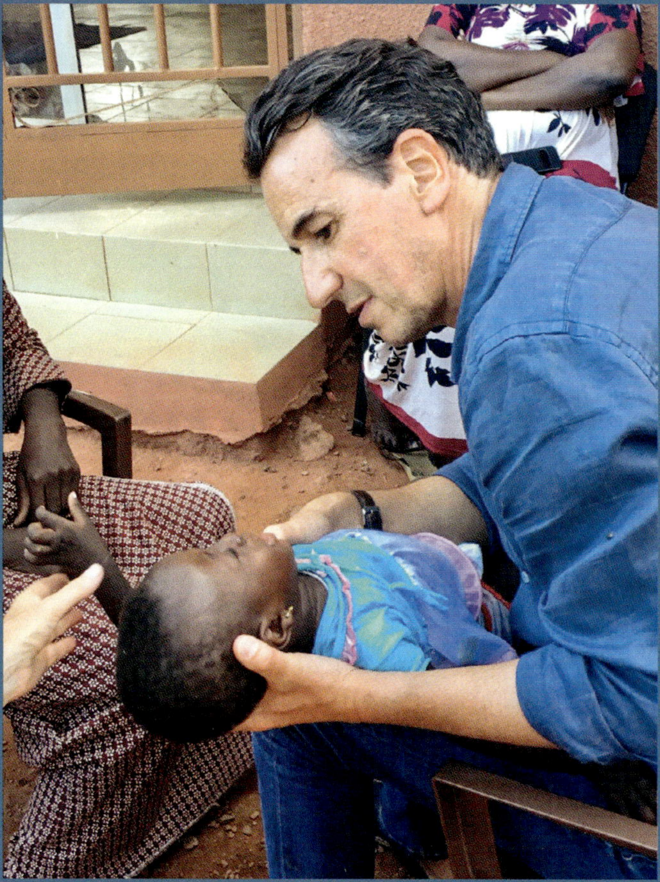

Le Dr Jean Vendroux en mission à Bamako, capitale du Mali. Avec son équipe, ils vont opérer en quelques jours plus de 70 enfants souffrant le plus souvent d'un « bec-de-lièvre ».

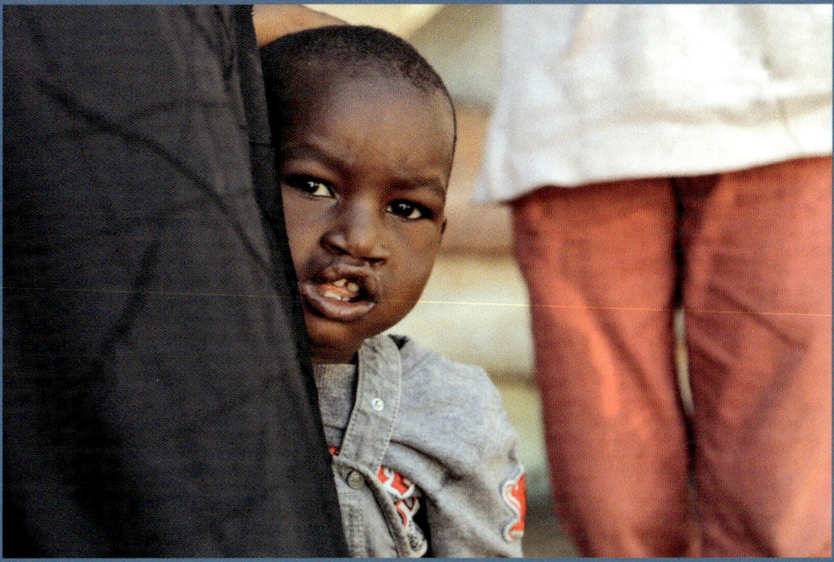

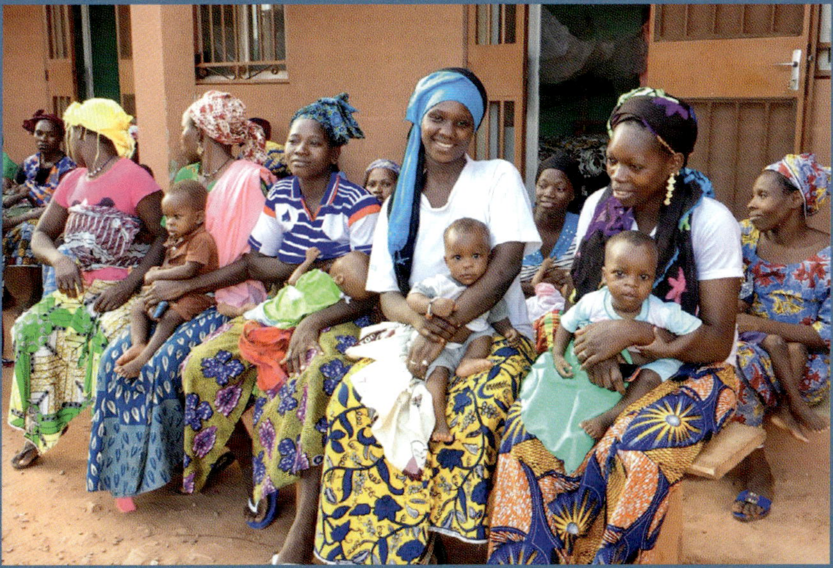

En haut: Après avoir été banni de son village avec sa maman, en raison de sa malformation de la face, Sekou, 4 ans, retrouve le sourire.

En bas: Comme Sekou, tous ces enfants ont été opérés du visage et l'air radieux de leurs mamans est éloquent.

Amina

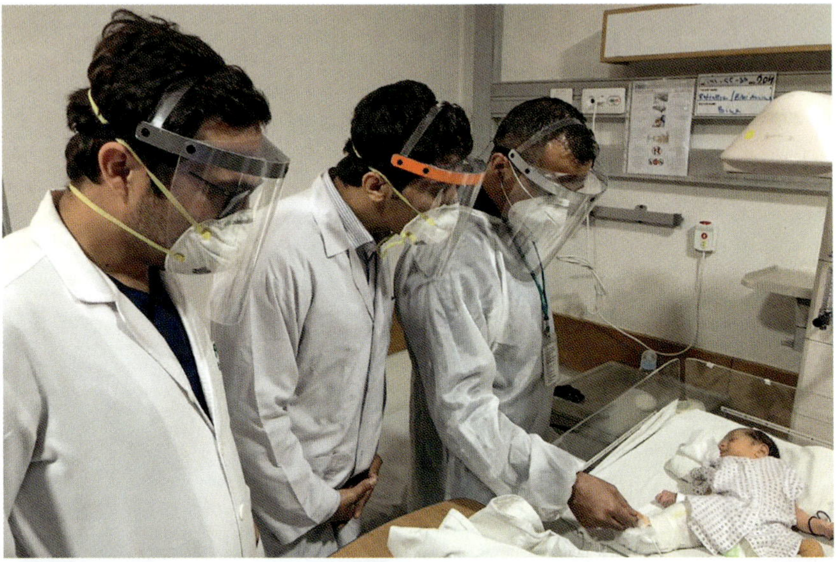

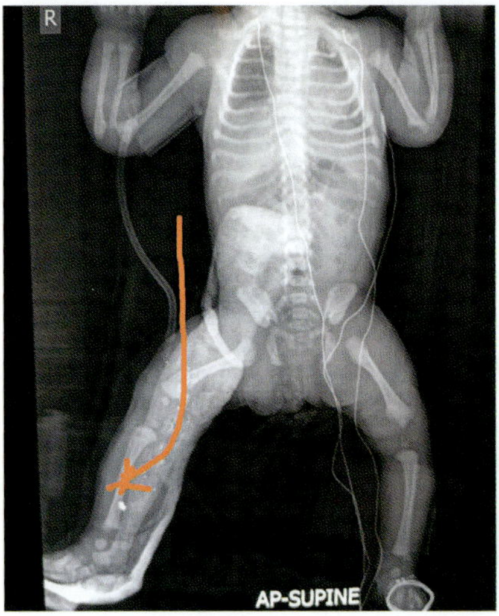

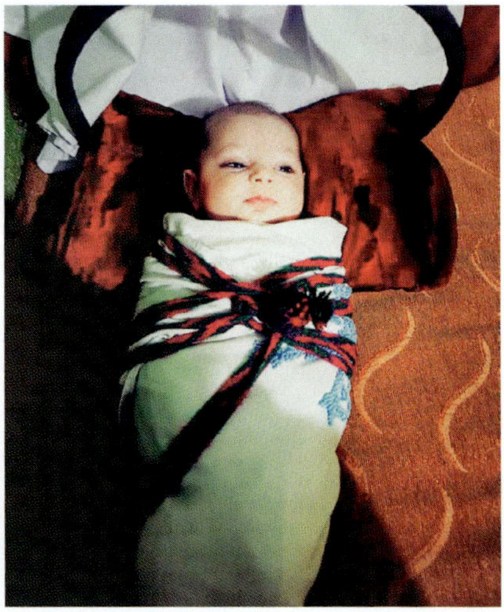

En haut : Toute une équipe de l'Institut médical français pour la mère et l'enfant de Kaboul s'est mobilisée pour sauver Amina, cinq heures de vie, victime de la folie des hommes : l'hôpital où elle est née a été attaqué par un groupe terroriste.

En bas à gauche : La balle a traversé la cuisse d'Amina, blessant l'artère fémorale et fracturant le fémur.

En bas à droite : Amina est sortie de l'hôpital. Elle ne verra jamais sa mère, tuée au cours de l'attentat. Elle est emmaillotée comme le veut la tradition.

hésite. Merveille 1 risque de ne pas supporter l'opération. Finalement, après avoir évalué tous les risques, on décide de séparer les deux fillettes.

La veille de l'opération, un pasteur vient à l'hôpital baptiser les deux enfants. Elles s'appellent désormais Bessie et Eyenga. C'est Julien et Aurore, le fils de Gina et sa femme, qui sont le parrain et la marraine.

L'opération est une grande première pour les Hospices de Lyon, et tout se passe remarquablement bien. Dans les jours suivants, les petites filles sont suivies par des réanimateurs, des psychiatres, des pédiatres. Des journalistes campent devant l'hôpital. Des photographes cherchent même à entrer dans la salle de réanimation. Il est impossible de les laisser faire, les risques d'infection sont trop importants. Tout le monde veut des nouvelles, on organise des conférences de presse, l'événement est national !

– Quand elles ont été séparées, cela a été très émouvant. Il n'y a pas eu un mot dans le bloc. Je ne vous cache pas que quelques larmes ont coulé, raconte Pierre-Yves.

Je suis moi-même interviewé sur mon sentiment et ma façon de voir les choses. Vraiment, j'ai l'impression d'être devenu un spécialiste ! Tout le monde se passionne pour les sœurs siamoises du Cameroun. Pourquoi ? Cette histoire réunit sans doute de nombreux ingrédients captivants : l'aide à apporter aux plus pauvres, les miracles de la médecine, une monstruosité fascinante et peut-être aussi l'injustice, puisque l'une des petites filles se porte bien, alors que l'autre souffre d'une grave malformation cardiaque.

Effectivement, après l'opération de séparation, au cours du staff médical, je prends la parole :

– On ne peut pas renvoyer Bessie au Cameroun avec sa malformation.

Olivier Metton, brillant chirurgien cardiaque, notre référent médical à Lyon, tranche le débat et prend la décision :

– Alain, on va l'opérer !

Une opération à cœur ouvert à l'âge de 1 an, seulement huit jours après l'opération de séparation… Il s'agit de fermer la communication anormale entre les ventricules en plaçant un patch à l'endroit précis de l'orifice qui dévore la vie de l'enfant. La circulation sanguine sera ainsi rétablie. Bessie retrouvera immédiatement son souffle et connaîtra dès lors une croissance harmonieuse.

Tout s'est bien passé, Bessie a été sauvée. Les enfants sont restés encore un mois à Lyon, ils ont fêté Noël avec la famille d'accueil, et le Pr Mure leur a déposé des cadeaux sous le sapin.

De retour au Cameroun, Laurel ne pouvait évidemment pas retourner à Ayos, nous avons alors pris en charge son installation à Yaoundé, ainsi que la formation de coiffeuse dont elle rêvait…

Petit point d'histoire

Chang et Eng étaient des jumeaux nés en 1811 près de Bangkok, alors dans le royaume du Siam. Fusionnés au niveau du sternum et du foie, ils avaient 17 ans quand un marchand écossais les emmena faire une tournée à travers l'Amérique et l'Europe… En 1843, ils épousèrent deux sœurs, Sarah et Adélaïde. Comment ont-ils vécu ? En tout cas, les deux sœurs auront 11 enfants chacune !

On dit que l'un des frères était costaud et tempérant alors que l'autre était buveur et freluquet… La cohabitation forcée ne devait pas être facile. Ils moururent à quelques heures d'intervalle en 1874, âgés de 63 ans.

Même si l'histoire connaît de nombreux autres cas de jumeaux fusionnés, ce sont Chang et Eng que la mémoire populaire retiendra,

et l'on parlera désormais de « jumeaux siamois » pour désigner cette anomalie génétique.
On sait qu'il y eut dans l'Antiquité des enfants siamois. La représentation la plus ancienne est une statuette en marbre de 17 centimètres qui date du VIe millénaire av. J.-C. et qui est conservée au musée des Civilisations anatoliennes à Ankara, en Turquie. D'autres enfants siamois sont représentés sur des vases grecs, sur un bas-relief de Florence datant du Ier siècle apr. J.-C., et sur des céramiques précolombiennes au Pérou.
On connaît, depuis le XIIe siècle de notre ère et jusqu'à aujourd'hui, les noms de jumeaux fusionnés, et parfois leur histoire, comme celle des sœurs Millie et Christine McCoy, nées esclaves en 1851 en Caroline du Nord. Elles se produisirent pour le cirque Barnum en chantant sous le nom de « Rossignol à deux têtes ».
Quelle est l'origine de cette malformation ? Dans les quelques jours qui suivent la fécondation, la séparation en deux de l'œuf, qui aurait pu créer de vrais jumeaux, est incomplète. Les fœtus finissent par être fusionnés et, le plus souvent, par partager un ou plusieurs organes. On a vu des jumeaux fusionnés par la tête ; certains n'avaient qu'un seul cœur, un seul thorax, un seul bassin, deux jambes en tout. Pourtant, très tôt, l'idée a été de séparer les jumeaux fusionnés. Des tentatives ont eu lieu dès le Xe siècle, mais la première opération réussie se serait déroulée en 1689 à Bâle, en Suisse. Le chirurgien Johannes Fatio aurait réussi à séparer deux petites filles reliées par l'ombilic. Depuis le XXe siècle, environ 250 opérations de séparation réussies ont eu lieu dans le monde... dont celles de deux petits garçons, Boubacar et Hassan, et de deux petites filles, Bessie et Eyenga. ■

V

SAUVER DEUX VIES : AHOUA ET SON ENFANT

Quand mon ami le Pr Jean-Philippe Lesbre lance un cri d'alarme, il faut l'écouter. Jean-Philippe, cardiologue à Amiens, est une sorte de boussole qui signale le malheur, la douleur, la désespérance. Il sillonne le monde pour aller à l'essentiel : sauver des vies qui, sans lui, sombreraient sans doute dans l'indifférence...

Jean-Philippe est un expert reconnu en cardiologie et, au moment de sa retraite, il s'est pleinement engagé pour les enfants malades du cœur à travers le monde. Il est venu avec moi pendant plusieurs années au Cambodge, où beaucoup d'enfants lui doivent d'avoir retrouvé une croissance harmonieuse sans épuisement ni souffrance. Par la suite, Jean-Philippe a accompli des missions médicales régulières au Bon Samaritain de N'Djamena, au Tchad.

Le Bon Samaritain ? Un hôpital créé il y a plusieurs décennies par un jésuite italien courageux et entreprenant, le père Angelo Gherardi. Un grand hôpital de 120 lits où tout est gratuit, simple, efficace, un établissement dans le style africain : des toits de tôle ondulée, des pavillons bas, des arbres, de la verdure, beaucoup de verdure, une nature exubérante qui apaise et embellit, et tout cela avec du matériel médical moderne.

Ce Bon Samaritain ne fait pas mentir la parabole évangélique qui met en scène un personnage de bonté et de compassion à l'image des jésuites dévoués que j'ai rencontrés aussi bien au Cambodge qu'au Tchad ou au Liban, sur tous les fronts de la lutte contre la maladie et pour l'éducation. Car ces serviteurs de Dieu veulent rayonner en répandant le savoir et l'intelligence... C'est ainsi que le Pr Pierre Farah, ex-doyen de l'université Saint-Joseph de Beyrouth, a décidé de consacrer sa retraite au Bon Samaritain du Tchad. Il a créé une sorte de faculté de médecine pour une cinquantaine d'étudiants où des médecins de France viennent régulièrement passer quelques semaines afin d'enseigner et soigner...

Parmi eux, Jean-Philippe Lesbre dispense fréquemment des soins standards à N'Djamena : un peu de maternité, de la médecine interne, de la chirurgie essentielle. En dépit de ces avancées bien réelles, il n'est pas encore possible d'envisager des interventions cardiaques au Tchad.

– Alain, tu dois m'aider...

Au téléphone, la voix de Jean-Philippe s'est faite angoissée, pressante, vibrante d'urgence.

– Il faut sauver Ahoua, m'a-t-il répété. Il faut sauver Ahoua et son enfant...

Après un long silence, il a précisé :

– En un geste, nous sauverons deux vies !

Ahoua est une jeune femme mariée de 19 ans habitant un faubourg de N'Djamena. Dès l'âge de 14 ans, elle a fait des angines à répétition non traitées. En quelques mois, son cœur est sévèrement atteint et elle commence à être essoufflée, surtout pour les efforts. Cependant, depuis quelques semaines les choses s'aggravent.

Elle se trouve à bout de souffle, incapable de faire plus de quelques pas avant de s'arrêter, épuisée. Elle doit même dormir quasiment assise, sinon elle étouffe, et une mousse sanguinolente apparaît parfois aux commissures de ses lèvres. De plus, Ahoua est enceinte de quatre mois, ce qui n'arrange pas les choses : depuis le début de la grossesse, les symptômes n'ont fait que s'aggraver…

Le Pr Lesbre a aussitôt fait admettre Ahoua au Bon Samaritain. Les conclusions à l'échocardiogramme ont révélé la vérité médicale : la jeune femme souffre d'un rétrécissement mitral. Autrement dit, la valve mitrale ne s'ouvre plus et le sang inonde les poumons.

Quelle injustice ! Cette jeune femme est une des nombreuses victimes de la maladie de la pauvreté : des angines non traitées ont altéré les constituants du cœur, une maladie appelée rhumatisme aigu. Dans nos pays, les antibiotiques ont fait disparaître ce genre d'atteinte cardiaque, à tel point que cette maladie n'est même plus enseignée dans nos facultés. Elle appartient à une histoire ancienne. Pour beaucoup de ceux qui habitent dans des pays où la pauvreté est endémique, c'est une terrible réalité.

La valve mitrale est la valve la plus souvent atteinte. Soit elle ferme mal, le sang fuit au moment même où il devrait être contenu, c'est l'insuffisance mitrale. Soit, plus rarement, la valve ne s'ouvre pas assez, c'est le rétrécissement mitral. Et chez Ahoua ? Pour donner un ordre de comparaison, chez l'adulte « normal » la mitrale s'ouvre sur 3 centimètres carrés, alors que chez elle, on ne trouve que 0,4 centimètres carrés ! On ne sait pas pourquoi, dans certaines formes d'angine, deux valves s'accolent et ne s'ouvrent plus totalement.

La grossesse, provoquant une augmentation du volume sanguin, aggrave évidemment la situation, dans ce cas particulier. Un tableau alarmant !

Comment soulager une victime du rétrécissement mitral ? Comment dilater l'orifice rétréci par un geste simple ? Cette question essentielle, on se l'est posée depuis des siècles… et la solution fut trouvée le 10 juin 1948. Ce jour-là, au Hahnemann Hospital de Philadelphie, après quelques tentatives malheureuses, Charles Bailey décida d'intervenir sur une patiente de 24 ans, déjà agonisante, épuisée par son insuffisance cardiaque. Perdu pour perdu, au moins tenterait-il quelque chose. Bailey avait fabriqué une petite lame fine qu'il enfila comme une bague au bout de son index. Un dispositif qui, selon lui, devait permettre d'ouvrir plus aisément la valve mitrale rétrécie. Cette opération n'était pas « à cœur ouvert », la machine cœur-poumon artificiel n'existant pas encore. Bailey ouvrit le thorax et aborda le cœur sans l'arrêter ; il introduisit alors son doigt dans le cœur battant.

Le geste sûr et précis réussit. La lame ouvrit la valve, le sang retrouva son flux normal et la patiente récupéra très vite. Une semaine plus tard, elle put se rendre à Chicago pour se présenter à un congrès médical ! Elle vécut encore plus de trente-sept ans et eut le bonheur de mettre au monde un enfant.

Cette opération fut comme un signal. Partout, aux États-Unis et en Europe, on se mit à opérer les valves mitrales rétrécies. Le couteau imaginé par Bailey, trop dangereux, fut très vite abandonné. On lui substitua un dilatateur, instrument qui vient plus délicatement ouvrir la valve. Aux quatre coins du monde, des doigts pénétraient des cœurs…

Personnellement, j'ai pratiqué cette opération au doigt des centaines de fois ! À l'hôpital Broussais, à Paris, jeune interne, nous n'avions pas beaucoup de solutions médicales, et la seule thérapie, dans ce cas-là, était le doigt dans le cœur ! Plus tard, j'ai refait ce geste au Cambodge, au Vietnam, au Mali, au Congo… Pour un chirurgien de mon âge, c'était un geste très émouvant. Cette pathologie a fait partie pendant longtemps de ma vie de praticien. Elle a depuis disparu de nos pays. Il faut aller à N'Djamena pour la retrouver.

On ne met plus le doigt dans le cœur. Tout a changé en 2002. Grâce à Alain Cribier, cardiologue à Rouen, on a pu faire pénétrer une sonde dans un cœur sans ouvrir le thorax. Par la veine fémorale, le médecin introduit un long tuyau – un cathéter – qui remonte jusqu'au cœur. Au bout de cette sonde se trouve un ballonnet dégonflé. Arrivé dans la valve en souffrance, ce ballonnet sera gonflé progressivement, ce qui aura pour effet de dilater instantanément la valve malade. Celle-ci retrouve alors aussitôt sa souplesse, peut s'ouvrir totalement et laisser enfin passer le flux sanguin, source de vie.

Ce geste, qui a l'air simple, a sauvé des milliers de vies dans le monde. Il nécessite des médecins soigneusement formés à cette technique et un équipement lourd. On ne trouve ni l'un ni l'autre au Tchad.

Dans un premier temps, sur place, Ahoua, toujours alitée, a été soulagée essentiellement avec un diurétique puissant qui lui a permis d'attendre le geste salvateur.

– Il faut faire vite, insistait Jean-Philippe Lesbre, et la transférer très rapidement en France, le temps nous est compté.

Mais nous étions le 3 août, en pleines vacances ! Notre « machine » se mit tout de même en marche... Première difficulté : Ahoua n'avait pas de passeport. J'appelai le doyen Farah au Bon Samaritain. Il fallait se précipiter à l'ambassade de France avec un document qui ressemblait plus ou moins à quelque chose d'officiel, un papier avec des tampons et des en-têtes, accordant le transfert d'Ahoua en France... Miracle, l'ambassade accepta de délivrer un visa immédiatement.

Pendant ce temps, il fallut mettre en place la structure à Paris. Restait à organiser le voyage. Jean Philippe Lesbre nous rassura :

– Ne vous inquiétez pas, je serai dans l'avion pour l'accompagner ! Préparez un transfert d'urgence à l'hôpital.

Je joignis le Dr Jérôme Petit – un de mes élèves spécialisé dans la dilatation des valves mitrales – à l'hôpital Marie-Lannelongue du Plessis-Robinson. Par chance, il était encore à Paris...

– Je pars dans trois jours, me prévint-il, il faut que la patiente soit à l'hôpital au plus tard le 4 août avant 17 heures !

Une course contre la montre s'engagea. Finalement, Ahoua atterrit à Roissy ce 4 août à 9 heures du matin et fut transférée directement au Plessis-Robinson. À 14 heures, Jérôme Petit ouvrait la valve mitrale d'Ahoua... Le cathéter arrivait au cœur droit, perforait le septum pour aboutir dans la valve mitrale, deux pressions pour ouvrir le ballon... Résultat magnifique : en une demi-heure, la surface est passée de 0,4 centimètres carrés à 3 centimètres carrés, c'est-à-dire proche de la normale. Ahoua a été sauvée en quelques minutes et sans anesthésie ! Après vingt-quatre heures d'observation, elle put repartir au Tchad, le surlendemain matin !

Au mois de janvier suivant, j'ai appris qu'Ahoua avait mis au monde un petit garçon en pleine santé…

« Un bonheur aplanit cent malheurs », dit-on en Afrique.

Petit point d'histoire

« Homme plein d'avenir et de science, le plus distingué peut-être des nouveaux médecins, sage et modeste député de la studieuse jeunesse [...] et qui bâtira peut-être le monument pour lequel les siècles précédents ont apporté tant de matériaux divers », écrivait Honoré de Balzac dans *La Peau de chagrin*.

L'écrivain avait pris pour modèle son ami le Dr Jean-Baptiste Bouillaud, qui se consacrait à élucider l'énigme des maladies frappant les valves du cœur. Il avait remarqué que ses patients atteints d'insuffisance cardiaque présentaient toujours un souffle au cœur à l'auscultation. Ce signe correspondait à l'évidence à une atteinte d'une ou plusieurs valves, mais d'où provenait cette agression ? Il accomplit une véritable enquête digne d'un roman policier... Il soumit ses malades à un interrogatoire serré sur leurs activités, leurs habitudes, leur passé médical... Il accumula ainsi une foule de renseignements qui paraissaient hétéroclites, mais qui permirent de brosser le portrait-robot de la victime : un sujet jeune – 25 ans en moyenne –, en grande majorité féminin.

Il avança encore dans sa recherche et trouva, de façon répétitive, l'évocation d'une angine ancienne accompagnée de douleurs dans les articulations. Un pas immense venait d'être franchi. Bouillaud s'aperçut bientôt que le souffle au cœur apparaissait peu après l'attaque de cette angine bien particulière. La fièvre était tombée, les douleurs articulaires s'étaient calmées, mais la sournoise maladie du cœur laissait derrière elle une sorte de cicatrice cardiaque.

Bouillaud commença à soupçonner un processus qui se portait en dernier stade sur le cœur. Sans moyens techniques d'investigation bactériologique, il dut en rester là. Mais il désigna le coupable et lui donna un nom : « rhumatisme articulaire aigu ». Cette expression ne rend pourtant pas compte de la violence de l'offensive sur le cœur. Car ce n'est pas seulement un rhumatisme, et le problème n'est pas vraiment articulaire. « RAA », dit-on en médecine... Le mal qui a frappé Ahoua au Tchad.

En 1840, dans son *Traité clinique du rhumatisme articulaire*, Bouillaud écrivit : « Le rhumatisme articulaire aigu entre par la gorge, lèche les articulations et mord les valves du cœur. » Cette phrase dissèque la mécanique traîtresse qui commence par une angine, se poursuit par des douleurs articulaires, puis se termine par des attaques à la valve aortique ou mitrale.

Deux siècles plus tard, le rhumatisme articulaire aigu continue de faire des ravages dans le monde, touchant surtout l'enfant en âge scolaire. ■

VI

LA TÉLÉMÉDECINE AU CHEVET DE PROSPER

Nous sommes dans une grande pièce dont les rideaux ont été tirés pour mieux voir l'écran. L'image qui s'anime devant nous est d'une exceptionnelle netteté et d'une remarquable stabilité. Le Dr Alain Berrebi, cardiologue à l'hôpital Georges-Pompidou, le Pr Alec Vahanian, cardiologue à l'hôpital Bichat, et moi-même observons chaque détail fourni par l'échographie : le cœur qui bat, les valves, les oreillettes, les ventricules. Ces deux médecins sont des experts internationaux de la valve mitrale. Cette mitrale, l'une des quatre valves du cœur, est faite de deux voiles fixés en haut sur une sorte d'anneau fibreux et en bas, du côté du ventricule, par une centaine de cordages. C'est un émerveillement chaque fois qu'on l'observe. Aucun frottement au passage de 8 000 litres de sang par jour, l'ouverture se fait parfaitement grâce à un écartement des voiles. Enfin… quand la mitrale n'est pas atteinte.

Prosper, le petit garçon de 12 ans que nous examinons, est le troisième patient de cette séance de consultation. Cet enfant victime du rhumatisme articulaire aigu vient de Pointe-Noire, au Congo. Il y a trois ans, il a fait une angine avec une manifestation articulaire, puis une attaque cardiaque quelques semaines plus tard. Traitée par antibiotiques, la maladie a bien régressé, sauf l'atteinte de la valve mitrale. Aujourd'hui, épuisé, essoufflé, très maigre, placé sous diurétiques pour tenter de soulager le travail du muscle cardiaque, l'enfant doit dormir avec des oreillers, presque assis, au risque d'étouffer.

– Mettez-vous dans l'incidence parasternale gauche pour la mitrale, demande Alain Berrebi.

L'angle de coupe est modifié, et soudain le mal apparaît : une insuffisance de la valve mitrale.

– Passez à la ligne sur le doppler, indique Alec Vahanian. Mesurez la pression pulmonaire, revenez dans le grand axe. C'est une fuite majeure caractérisée !

– Peut-on réparer la valve sans la changer ? interroge une voix sortie de l'écran.

J'entre dans le débat en faisant remarquer qu'il serait essentiel d'éviter la prothèse cardiaque pour ce jeune garçon.

Alain Berrebi et Alec Vahanian veulent analyser la valve dans tous ses détails anatomiques : l'étoffe, la mobilité, la taille de l'anneau, l'absence de calcification.

– La plastie semble possible anatomiquement, remarque Berrebi.

La voix de l'appareil suggère, un peu timidement :

– Je profite de cette séance, parce que j'ai aussi un doute sur la valve aortique. J'ai du mal à apprécier l'importance de la fuite. Je repasse en grand axe.

Nous nous concentrons tous sur la valve aortique.

Alec Vahanian reprend la parole.

– Je pense que l'atteinte de la valve aortique n'est pas si importante. Il faudra simplement la surveiller à l'avenir. Pour conclure, insuffisance mitrale majeure, bonne forme pour conserver la valve afin d'éviter les anticoagulants et ne pas toucher à la valve aortique.

Un clic sur la souris. L'écran s'éteint.

En fait, le petit Prosper est à Brazzaville, au Congo. Quant à Alain Berrebi, Alec Vahanian et moi-même, nous sommes dans les locaux de La Chaîne de l'Espoir, à Paris… Plus de 8 000 kilomètres nous séparent de notre jeune patient !

La voix qui sortait de l'écran, c'est celle d'Anne Berthe, cardiopédiatre formée à Paris, notre médecin référent à Brazzaville depuis plus de quinze ans. Cette femme rayonnante, mère de sept enfants, consacre sa vie à ses petits malades du cœur, des enfants très pauvres qu'elle accompagne depuis longtemps. Elle a créé une centrale de médicaments gratuits pour les plus démunis et un service social pour suivre les enfants sous traitement, même dans les provinces éloignées. Elle est notre œil là-bas, notre conscience aussi. Son engagement généreux et attentif nous permet d'intervenir pour sauver de jeunes patients de l'indifférence et du laisser-aller.

Elle travaille au CHU de la capitale congolaise avec très peu de moyens. Édifié par la coopération française, ce vaste centre hospitalier universitaire a été inauguré en 1988. C'est aujourd'hui un monstre inadapté et quasi impossible à gérer. Un établissement de huit étages en partie détruit et pillé pendant les guerres qui ont déchiré le pays. L'oxygène manque en permanence au service de réanimation. Les ascenseurs étant souvent en panne, les malades sont hissés dans les étages à dos d'hommes... Le prix de l'ascension est évidemment fonction de l'étage.

Armée de sa seule énergie, Anne Berthe a mis en place une unité d'hospitalisation pour les enfants cardiaques. Pour permettre cette consultation à distance, elle ne possède qu'un appareil d'échographie d'occasion, que La Chaîne lui a offert.

Pour elle, nos sessions de vidéoconsultation sont essentielles, presque vitales. Au-delà de la technique, ces rencontres virtuelles brisent l'éloignement et l'isolement, la relient à ses confrères. Il faut savoir que les cardiologues doivent toujours prendre des décisions sur des certitudes.

Ces consultations à distance ont révolutionné notre pratique, puisqu'elles permettent de placer en réseau de grandes compétences et de les offrir aux pays les plus démunis. Car la clé de la réussite de cette technique nouvelle, ce n'est pas la sonde qui explore, c'est la compétence placée au bout de cette sonde.

Chaque semaine, nous sommes ainsi en contact vidéo avec nos correspondants à Kaboul, Phnom Penh, Bamako ou Antananarivo... Peu à peu, nous avons établi une sorte de « plateforme du cœur » où chaque médecin intéressé peut assister à ces étranges consultations du bout du monde. La grande révolution, c'est le direct, le *live show* ! Fini les examens des dossiers, des photos, des comptes rendus. Là, on voit le cœur battre, les valves s'ouvrir et fermer, le sang circuler. Il est certain qu'une telle technique, aussi nette et précise, va limiter le besoin de missions médicales à travers le monde. Moins de frais de déplacement, moins de risques, distances supprimées : l'humanitaire devient connecté. Une révolution qui serait intervenue tôt ou tard, mais que la crise de la Covid-19 va sûrement amplifier.

Un peu plus tard, je recontacte Anne Berthe par téléphone.

– Nous n'allons pas faire venir ces enfants en France. Tu sais sans doute que nous avons doté Dakar d'un nouveau centre de chirurgie cardiaque, le Centre cardiopédiatrique Cuomo.

– Je sais, j'ai vu ça à la télévision. Nous en sommes très fiers.

– Nous allons donc envoyer prochainement ces enfants à Dakar. Le Pr Gabriel Cisse, chirurgien chef de service, va recevoir les dossiers et les images. Il pourra les opérer prochainement... Occupe-toi des problèmes de visas et de passeports.

Le 20 octobre 2019, une petite colonie de cinq enfants, avec un accompagnant pour chacun, a quitté Brazzaville. Prosper est parti avec son oncle.

Samba accueille les enfants à l'aéroport de Dakar et les emmène directement au Pavillon des enfants, dont il est le coordinateur. Notre centre cardiopédiatrique est situé à l'intérieur du vaste ensemble hospitalier Fann, un pôle d'excellence.

Depuis plus de vingt ans, avec mon collègue sénégalais le Pr Mouhamadou N'Diaye, chirurgien cardiaque lui aussi, nous portions le projet de la construction d'un tel centre à Dakar. Nous avons sollicité d'abord l'aide de la coopération française. Espoir déçu. Nous avons ensuite escompté un geste du Moyen-Orient, en vain. Puis nous avons attendu beaucoup des Afro-Américains, pour qui Dakar reste une « ville-pèlerinage », lieu de départ des premiers esclaves africains pour l'Amérique. Nous avons même rencontré des champions de basket, futurs donateurs... *No way*.

C'est Gilles Dreyfus, chirurgien cardiaque de renommée mondiale, qui va sauver le projet. Grâce à lui, le destin des enfants de l'Afrique subsaharienne a basculé. En 2015, nous sommes à Monaco face à Elena Cuomo, une femme solaire et généreuse. À la tête de la fondation créée par son défunt mari, Alfredo Cuomo, elle continue d'aider les enfants au nom de leurs droits fondamentaux. Elle a pris fait et cause pour notre projet en finançant la construction et les équipements de notre hôpital. Grâce à elle, nous avons fait sortir de terre un centre cardiopédiatrique, modèle, moderne, exemplaire.

Le lendemain de leur arrivée à Dakar, les enfants sont préparés en vue de l'intervention. Chaque dossier est examiné au cours d'une réunion hebdomadaire. Le vendredi à 8 heures du matin, le grand staff permet aux cardiologues, chirurgiens, anesthésistes, et aux infirmiers-majors, d'échanger sur les dossiers.

C'est désormais la chirurgie moderne, un fonctionnement en groupe où chaque détail compte. Un peu en retrait, une quinzaine d'internes écoutent et prennent des notes. Chaque fois que j'assiste à ces réunions, je suis ému. J'observe et suis rassuré. Que de chemin parcouru dans cette Afrique qui se construit !

Car ces équipes chirurgicales, efficaces et soudées, nous les avons formées. À la fin du printemps 2016, nous avions pensé organiser une formation en France, mais les autorités françaises n'ont pas pu débloquer un budget spécifique. On aurait peut-être pu obtenir un visa et une bourse, mais pas plus. Statut des infirmières, interdiction pour un soignant étranger d'approcher un malade, délivrance des bourses… Tout posait problème, et nous nous trouvions devant un monde d'interdits cumulés. L'aide officielle se refermait, les difficultés étaient définitivement dissuasives.

Alors, j'émis l'idée folle de voir notre Institut du cœur d'Hô Chi Minh-Ville faire office d'école pour les équipes chirurgicales africaines… N'ont-ils pas la langue française en commun ? Et surtout, en Afrique et en Asie, les médecins sont confrontés aux mêmes pathologies : des angines mal soignées qui attaquent le cœur, des malformations congénitales mal détectées, autant de profils de malades qu'on ne trouve plus en France. Surprise des membres de l'équipe sénégalaise devant ma proposition ! Pour eux, le Vietnam restait alors *terra incognita*. Il n'y a même pas d'ambassade du Vietnam au Sénégal ! Cependant, au cours d'une réception officielle, j'ai eu l'opportunité d'évoquer cette éventualité avec le président de la République vietnamienne, Truong Tan Sang.

– Ce serait un honneur pour notre pays, ce serait même le plus bel exemple de coopération Sud-Sud, me répond-il.

Toutes les portes se sont ouvertes immédiatement.

C'est ainsi que je suis arrivé au Vietnam accompagné de trois médecins sénégalais, un chirurgien, un directeur d'hôpital et un anesthésiste. Étonnement discret et feutré de nos hôtes asiatiques, qui n'oublient pas que nous les avons formés naguère. Cet accueil est pour eux comme l'acquittement d'une dette.

Mais quel choc ! Il y a peu d'Africains au Vietnam et, pour nombre de Vietnamiens, les Africains qu'ils croisent dans le pays sont, pour la plupart, des footballeurs… Stupéfaction aussi du côté des médecins sénégalais, époustouflés par un pays où le travail est présent partout. Un monde où l'agitation est permanente et pullule même la nuit. La visite de l'hôpital a été d'abord un choc, puis une véritable découverte pour eux. Ils ont été plongés soudainement dans une sorte de ruche médicale moderne, où tout est géré par haut-parleur. Cinq mille enfants opérés chaque année... Douze minutes de nettoyage des blocs entre chaque intervention.

Même la salle d'opération bourdonne. Chacun est à son poste, attentif et silencieux. Tout est organisé avec une discipline de fer. Je me souviens qu'en 1988, sur le plan médical, le Vietnam et le Sénégal étaient au même stade, le Sénégal était peut-être même un peu en avance. Vingt ans après, le décalage est énorme, le niveau médical du Vietnam s'est envolé. Frappés d'étonnement, mes amis sénégalais sont effondrés.

– On n'y arrivera jamais, me répètent-ils.

Ils se trompaient, bien sûr. Finalement, c'était le bon choix. Ils ont acquis des bases essentielles de pratique et d'organisation. Six mois plus tard, tous sont repartis vers l'Afrique avec un petit pincement au cœur : des amitiés en sont nées. Ils auraient voulu rester pour apprendre encore.

Au centre Cuomo, la belle équipe du Sénégal est aux manettes. À la tête du service de chirurgie cardiaque, le Pr Cisse dirige l'ensemble avec compétence et fermeté. Il en impose par sa classe et ses silences. Il a une vision sénégalaise et panafricaine ambitieuse et s'est donné pour tâche d'être un formateur pour tous les jeunes qui frappent à sa porte. Pour eux, il est une lueur d'espoir.

Comme d'habitude, il vérifie tout et se plonge dans les dossiers des petits patients congolais. Il va les voir au Pavillon des enfants. Pour chacun, il a un petit mot d'encouragement, il apaise leurs inquiétudes. Il décrit le déroulement des soins à Prosper et à son oncle.

Il cache son émotion de voir se réaliser son projet de rayonner en accueillant des enfants et des médecins des pays limitrophes.

Le lendemain, dans une des salles d'opération, il va procéder à la réparation de la valve mitrale de Prosper pour rétablir une anatomie normale et fonctionnelle en plaçant un anneau de Carpentier. À la fin de l'opération, contrôle par échographie : la valve du cœur de Prosper a maintenant un fonctionnement quasi normal.

Prosper récupère vite. Il sort de réanimation au bout d'une journée, et au huitième jour il est capable de jouer au ballon avec les autres enfants du pavillon. Il est transformé et a déjà repris du poids. Trois semaines plus tard, tous les contrôles sont parfaits, Prosper et les autres petits Congolais peuvent repartir à Brazzaville.

Anne Berthe ne me pose qu'une question :

– À quand un centre modèle pour Brazzaville ?

Petit point d'histoire

Cette histoire-là, je l'ai approchée de très près...
En effet, j'ai eu la chance de travailler avec le Pr Alain Carpentier, un authentique chercheur. L'objet de ses recherches ? Notamment une technique pour réparer la valve mitrale ! Tout le challenge consistait à renforcer l'anneau fibreux qui entoure la valve, autrement dit, resserrer la circonférence de la valve malade à l'aide d'un anneau artificiel avec une correction des autres anomalies.
Pour Alain Carpentier, et pour mettre au point ce processus, j'ai travaillé sur des cœurs prélevés sur des cadavres, observé et évalué tous les éléments de la valve mitrale, sorte de voile dont j'ai analysé la hauteur, mesuré et compté les cordages. Après plusieurs mois d'expérimentations, Alain Carpentier s'estimait certain de pouvoir la réparer.

Le 8 août 1969, un jeune enfant de 15 ans est arrivé en urgence à l'hôpital Broussais. Il souffrait d'un œdème du poumon provoqué par une fuite mitrale majeure. Le Pr Carpentier décida l'opération. J'étais son assistant. Pour la première fois de ma vie, j'étais présent à une première !
Dans un silence absolu, le thorax de l'enfant a été ouvert. Alain Carpentier a analysé la lésion, réduit la taille de la dilatation valvulaire en cousant son anneau artificiel et en raccourcissant deux « cordages ». Une fois l'oreillette refermée, le cœur repartit au premier choc électrique. J'ai ressenti une sorte de joie intérieure chez Alain Carpentier quand il m'a tendu d'un geste théâtral le stéthoscope afin que j'écoute le claquement parfait de la fermeture de la valve. À cette époque, nous n'avions pas d'échocardiographe ! Plusieurs années ont été nécessaires pour imposer cette réparation valvulaire, pour standardiser le protocole qui répare tous les éléments défaillants de l'anatomie de la valve, les cordages, les voiles... Aucun industriel français n'a trouvé le moindre intérêt à ce *Carpentier ring*, qui a finalement été commercialisé dans le monde entier par un laboratoire américain. Alain Carpentier connaît une notoriété internationale, et la *French correction* a ainsi sauvé des milliers de cœurs. ■

VII

DU POULET GRILLÉ POUR MOÏSE

Les guerres et l'épidémie d'Ebola... Le nord-est du Congo a connu tous les malheurs du monde, entraînant misère et déplacements de populations. Au cœur de cette région, le bidonville de Mbandaka explose, surpeuplé d'une multitude de personnes accablées dont les baraquements posés le long du fleuve Congo représentent souvent l'ultime refuge.

C'est là que vivent Moïse, son grand frère Adam et leur mère Justine. Celle-ci fabrique des savons artisanaux qu'elle vend au marché. Le père travaille dans une usine de Kinshasa, la capitale, à 700 kilomètres de là. Il est rarement présent.

Moïse vient de fêter ses 5 ans. Ce gamin, fan de foot, ne quitte pas son maillot blanc du Real Madrid. Il ne tient pas en place, Moïse. Ce jour-là encore, il veut aller jouer, shooter dans le ballon avec son frère. Tous deux se rendent sur un terrain vague et sont bientôt rejoints par d'autres petits garçons du quartier... Il fait chaud et humide, l'air est étouffant, gluant, envahissant et prend à la gorge. La chaleur n'empêche pas Moïse de marquer quelques buts dans la cage improvisée avec deux vieux poteaux rouillés. À la tombée de la nuit, après avoir tellement couru sur le terrain, Moïse a soif, très soif. Il regagne en courant la petite maison familiale. Une seule pièce, à la fois chambre à coucher, salle de bains, cuisine. Les deux enfants et la mère vivent dans cet espace restreint. Vêtements, légumes, ustensiles, céréales, produits d'entretien s'entassent et se mélangent.

Maman Justine n'est pas là, elle est allée vendre ses savons. Sur un tabouret, Moïse voit une bouteille d'eau à moitié pleine. Il s'en saisit et porte le goulot à ses lèvres. Il boit vite, très vite. Il s'arrête. Foudroyé. Un cri terrible. Ce n'était pas de l'eau. Une douleur déchirante enflamme la gorge de l'enfant, laboure la poitrine comme une lame brûlante qui ravage tout sur son passage...

Adam se précipite, alerté par les hurlements de son petit frère :

– Qu'est-ce que tu as ?

Moïse lui montre la bouteille...

– Il ne fallait pas, c'est interdit, on te l'a déjà dit !

Maman Justine arrive. Elle est effarée. Moïse a bu la soude, nécessaire à la confection des savons. Désemparée, elle veut faire quelque chose. Elle cherche du lait, fait boire son fils pour le soulager... Geste qu'il ne fallait surtout pas faire ! La soude, entraînée par le liquide, descend plus bas encore dans l'œsophage...

Justine prend Moïse dans ses bras, court pour trouver un mototaxi, grimpe sur le deux-roues en serrant le petit contre elle, direction le grand hôpital Wangata. Aux urgences, il y a beaucoup de monde, on se bouscule, on s'interpelle, d'autres attendent accroupis et résignés... La misère et le malheur des bidonvilles ont débordé jusqu'ici. Justine tente de se frayer un chemin au milieu de cette marée humaine. On lui indique qu'un médecin de garde va venir voir l'enfant. Deux heures plus tard, le Dr Tsonga, pédiatre formé en Belgique, arrive pour examiner Moïse.

– C'est grave, mais il faut attendre, conclut-il.

Attendre quoi ?

– Il faut surtout stopper toute alimentation, précise le pédiatre. L'œsophage doit être mis au repos pour bien cicatriser, nous allons le garder à l'hôpital.

Dans les semaines suivantes, l'enfant a de plus en plus de mal à manger. En fait, il régurgite involontairement une partie de ce qu'il avale, surtout les gros morceaux. L'œsophage cicatrise en créant un rétrécissement sur une grande partie de sa longueur. Plus les jours passent et plus l'œsophage s'obstrue. Bientôt, Moïse ne peut ingurgiter que du liquide, et encore, avec difficulté.

En fait, l'œsophage, brûlé par la soude, se ferme en cicatrisant, et cette cicatrisation entraîne une fibrose. Que faire en attendant de pouvoir agir directement sur l'œsophage ? Il faut que l'enfant puisse se nourrir ! Devant le dénuement cruel de Justine, le Dr Tsonga paie lui-même les quelques pansements gastriques qu'il fait avaler à l'enfant et les poches hypercaloriques qu'on va lui injecter en intraveineuse.

Normalement, dans un cas pareil, il faudrait implanter une sonde dans l'estomac afin de parvenir à nourrir le malade avant une intervention chirurgicale, seule solution. Malheureusement, le pédiatre ne dispose d'aucune sonde. Il cherche, demande, appelle ses confrères. Personne ne peut lui fournir l'indispensable instrument. Bref, il faut se résigner, le Dr Tsonga ne peut rien faire.

Très croyante, Justine se tourne vers l'Esprit saint, qu'elle implore à l'Église adventiste du septième jour. À genoux, le visage baigné de larmes, elle prie pour qu'un miracle se produise. Moïse, plongé dans le mutisme, se recroqueville silencieusement sur sa détresse. Il ne peut plus manger, il rêve au poulet grillé de sa mère comme une sorte de paradis inatteignable.

Au bout de six semaines, le médecin tente le test des bougies. Il s'agit de tubes métalliques de divers diamètres que l'on glisse dans l'œsophage sous anesthésie générale. En cas de sténose légère, cette méthode peut aider à la dilatation de l'œsophage. Mais pour Moïse, la conclusion est sans appel : même la bougie numéro 8, la plus fine, ne passe pas le rétrécissement de l'œsophage. Le Dr Tsonga le sait, il faut une opération. Cependant, il est impossible de l'envisager au Congo. Ce type d'intervention exige des plateaux techniques sophistiqués et des équipes ultraspécialisées.

Durant plus de six mois, un dispensaire tenu par la congrégation des Filles de la Charité vient en aide à l'enfant, en lui assurant les perfusions vitales.

Cette situation, qui aurait pu s'éterniser, va trouver une conclusion inespérée avec la venue au dispensaire du Dr Olivier Demoinet. Ce généraliste des Yvelines vient chaque année passer trois mois à Mbandaka pour aider les médecins congolais. Au dispensaire des Filles de la Charité, Olivier examine Moïse. Il est immédiatement frappé par la gravité du cas : le petit garçon de 5 ans ne pèse plus que 10 kilos. Le poids d'un enfant de 1 an ! À ce stade de la pathologie, le pronostic vital est engagé.

– Il faut envoyer le dossier au Pr Deloche, déclare aussitôt Olivier.

Olivier n'a pas pris cette décision au hasard. Durant ses séjours au Congo, il a rencontré à plusieurs reprises des chirurgiens de La Chaîne de l'Espoir… Ceux-ci lui ont parlé de notre « programme œsophage », placé sous l'autorité du Pr. Christophe Chardot et du Pr. Yann Revillon, deux sommités de la chirurgie pédiatrique à l'hôpital Necker de Paris.

En effet, face au grand nombre de sténoses caustiques que nous rencontrons depuis si longtemps, nous avons établi un vaste « programme œsophage » combinant prévention et soins. Depuis 2018, nous organisons des missions chirurgicales et des campagnes d'information composées d'affiches, de spots télévisés et de petits films. Notre objectif est d'apprendre aux mères les bons gestes : mettre hors de portée des enfants les bouteilles de soude et d'eau de Javel.

Cet accident domestique, la « brûlure caustique de l'œsophage », a été déclaré « fléau OMS mondial » dans les années 2000. Qui s'y est intéressé ? L'indifférence est si grande que l'on manque même d'études chiffrées. On ne connaît que des approximations, néanmoins la tragédie est fréquente et touche des milliers d'enfants…

C'est dans le cadre de ce programme que nous avons établi en Afrique trois centres de référence : Abidjan, Bamako et Dakar. Ces centres veulent couvrir les besoins des 17 pays aux alentours, et les missions chirurgicales se succèdent pour former des équipes locales et opérer le plus grand nombre d'enfants possible. Une cinquantaine d'entre eux sont ainsi sauvés chaque année. De plus, les chirurgiens africains, formés à ces interventions particulières, ont créé une sorte de club informel, pour communiquer, interroger, avancer.

À Paris, je découvre le dossier médical de Moïse : « sténose caustique de l'œsophage ». Je sais que, pour les formes graves, seule la chirurgie peut soulager et guérir. Sur ma recommandation, Olivier propose que Moïse rejoigne notre centre d'Abidjan, en Côte d'Ivoire.

Premier miracle, quand l'enfant comprend qu'on allait enfin s'occuper de lui, qu'il allait se faire soigner dans un grand hôpital, il retrouve le sourire. Il se remet à parler et reprend du poids dans les jours suivants !

Moïse et Justine partent en bateau pour Kinshasa. Mais les voilà bloqués dans la capitale. La mère et l'enfant n'ont ni passeport ni visa ! Impossible, pour l'heure, de sortir du pays. Heureusement, ils sont tous deux accueillis dans la maison paroissiale des Filles de la Charité. Les sœurs, bouleversées par cette situation, se démènent pour obtenir les papiers et organiser le voyage.

Le 20 octobre 2019, un an après l'accident, Justine et son petit garçon peuvent enfin embarquer dans l'avion qui les emmène en Côte d'Ivoire. Arrivés à l'aéroport Houphouët-Boigny, ils sont conduits à l'hôpital mère-enfant de Bingerville, centre de référence situé à une vingtaine de kilomètres d'Abidjan.

Moïse est hospitalisé dans une unité où sont déjà accueillis 17 autres enfants. Venus de Côte d'Ivoire, du Sénégal, de Guinée, ils souffrent tous de la forme la plus sévère de sténose œsophagique. Ils ont une sonde gastrique dans l'estomac dont l'extrémité ressort à l'air libre. Chaque jour, ils sont nourris d'une bouillie versée directement dans l'orifice de ce tube. Bien sûr, Moïse a bénéficié lui aussi, dès son arrivée, de cette sonde. Malgré tout, les enfants, c'est visible, sont heureux de se retrouver entre eux, tous unis par la même tragédie, tous joyeux de savoir qu'ils vont être sauvés par des adultes venus de loin.

Le 8 novembre, l'« équipe œsophage » de Necker arrive au grand complet à Abidjan. Ils sont huit. Un concentré de compétences en huit personnes : deux infirmières pour le bloc opératoire, deux infirmières pour la réanimation, deux anesthésistes, un gastroentérologue et, bien sûr, le Pr Chardot, toujours calme et souriant. Le look décontracté de ce chirurgien pédiatrique avec son sourire bienveillant, son regard doux derrière de petites lunettes rondes détonne un peu. Son immense compétence, reconnue dans le monde entier, est la greffe de foie. En Afrique, son domaine de prédilection est la réparation de l'œsophage.

C'est un événement à l'hôpital. Le chirurgien examine chacun des enfants. Les jeunes patients doivent avoir atteint un poids normal avant l'intervention. L'intensité monte d'un cran avec l'arrivée d'une vingtaine de médecins africains venus se former.

– La renutrition est la clé du succès, répète Christophe.

Arrive le tour de Moïse… Il a repris 9 kilos !

– C'est tout bon, on l'opère après-demain, décide Christophe.

Ce 11 novembre, il y a beaucoup de monde dans le bloc central : le personnel africain est doublé par les équipes françaises. L'opération est retransmise en direct sur les grands écrans de l'amphithéâtre de l'hôpital pour les nombreux étudiants et médecins, mais surtout pour le fameux « club de l'œsophage » des chirurgiens africains, tous présents, tous attentifs. Dans ce *live show* un peu particulier, un microbaladeur passe de rangée en rangée chez les participants, pour inciter chacun à poser des questions.

Christophe Chardot porte également un micro autour du cou et commente chacune de ses actions d'une petite voix aussi calme que monocorde… Le chirurgien a des gestes mesurés mais précis. Aucune hésitation… C'est à cela que l'on reconnaît les grands chirurgiens !

Christophe Chardot incise le ventre de l'enfant. Il commence par prélever un fragment du côlon tout en conservant les vaisseaux qui vont vasculariser l'organe. Le Pr Chardot détache ce fragment afin de pouvoir le monter dans le thorax et s'en servir pour remplacer l'œsophage, détruit aux deux tiers. Dans un deuxième temps, le chirurgien passe à travers le diaphragme dans le thorax pour isoler la partie malade avant de l'enlever. L'œsophage est retiré, un vide impressionnant semble creuser le thorax. Avec minutie, Christophe Chardot monte maintenant le greffon intestinal, le suture en haut à la partie encore saine de l'œsophage et en bas au niveau de l'estomac.

L'auditoire partage chaque minute de l'opération et les questions fusent en permanence :

– Existe-t-il une autre solution pour la suture du haut ? demande quelqu'un en utilisant le micro.

– Ça dépend de l'importance du segment de l'œsophage qui reste, répond Christophe.

Encore une suture, et voilà ! L'œsophage a été remplacé par le greffon, et cela sans aucun risque de rejet puisqu'il s'agit d'une autogreffe !

Comme Christophe Chardot est méticuleux, l'opération résumée ici en quelques lignes a duré près de six heures. À la fin, il énonce au micro :

– Vous avez vu cette technique, elle est un peu longue, mais c'est celle que j'utilise parce qu'elle donne les meilleurs résultats.

Il faut attendre encore huit jours pour être certain que l'opération de Moïse est réussie, que les sutures ont tenu. Si, au bout de ce laps de temps, aucune complication ne survient, le jeune patient est sauvé définitivement.

Le retour à une alimentation normale est assez lent. Les trois premiers jours, Moïse peut prendre de la compote ; au quatrième jour, il a droit à du riz ; et, enfin, au huitième jour, il peut manger un peu de ce poulet grillé dont il rêvait depuis un an !

Avant son départ pour Paris, Christophe Chardot retourne voir Moïse. Le petit garçon est dans son lit, souriant. Il raconte avec enthousiasme aux infirmières ivoiriennes les exploits du Real Madrid.

Petit point d'histoire

Pourquoi la soude caustique est-elle un fléau en Afrique ? Très répandue, elle sert à la fabrication de savons, à la teinture de tissus, à des préparations culinaires... et à défriser les cheveux ! Il s'agit d'une pratique très à la mode mais qui date de l'abominable période de l'esclavage. En Afrique et aux Amériques, les maîtres plongeaient la tête des esclaves récalcitrants dans une lessive d'eau et de soude caustique. Cette torture infligeait des brûlures et lissait les cheveux. Pour ces derniers, la pratique est restée.

L'ingestion accidentelle de soude touche le plus souvent des enfants en bas âge, avec une moyenne autour de 5 ans. Évidemment, selon la quantité de soude ingérée par la jeune victime, il y a des degrés dans le mal : la brûlure peut être plus ou moins importante. La chirurgie concerne 30 à 40 % des cas. Dans ces situations extrêmes, elle est affaire de survie.

VIII

UN VISAGE POUR ROLAND

Quand j'ai reçu le dossier médical de Roland, un petit garçon de 8 ans, j'ai tout de suite compris que la situation pouvait se résumer à une photo… Les mots savants – « phlyctènes », « chéloïdes », « ischémie » – se sont effacés devant la réalité de cette photographie, celle d'un visage meurtri. Dans ce cas-là, la photographie est un document de base pour les soignants. En quelques instants, j'ai pu estimer les séquelles d'une grave brûlure de la face… J'ai vu l'étendue des cruelles rétractions cicatricielles, ces endroits où la peau s'est en quelque sorte racornie en turgescences difformes. Le menton a été quasiment fusionné avec le thorax, une position figée qui, à l'évidence, gêne les mouvements de la bouche et de la mastication, gardant les mâchoires constamment ouvertes. J'ai scruté la photo plus intensément encore pour deviner le martyre du petit Roland : les rétractions devaient entraîner également une gêne à la fermeture des paupières inférieures. Enfin, j'ai pu constater que l'enfant n'a pas du tout été traité; en particulier, il aurait fallu, à l'évidence, des greffes de peau.

Roland habite au Cameroun, dans un faubourg de Bafia, gros bourg situé à 130 kilomètres au nord de Yaoundé. Le petit garçon était gardé par sa grand-mère quand le drame survint... Une panne d'électricité, une lampe à pétrole allumée. L'enfant tend la main pour saisir la lumière jaunâtre, le pétrole coule, la flamme surgit dans un souffle, l'enfant hurle, fou de douleur. La grand-mère, désemparée, terrorisée, entoure le visage de Roland d'une serviette mouillée et se précipite aux urgences de l'hôpital de district.

Pour commencer, l'infirmier-major injecte en intraveineuse à l'enfant des antalgiques qui vont calmer la douleur. Ensuite, il badigeonne la brûlure avec des antiseptiques et entoure de bandages le cou et quasiment toute la tête. Roland s'endort, un peu apaisé. Le Dr Issah arrive quelques heures plus tard et confirme que l'infirmier a accompli les bons gestes. Il ajoute cependant des antibiotiques dans la perfusion, puis s'adresse à la grand-mère et à la mère, qui vient d'arriver:

– On va faire notre possible pour traiter cette brûlure. C'est sûr, il faudrait procéder à des greffes de peau, mais notre hôpital n'a pas le matériel moderne nécessaire pour ce genre de chirurgie... Rien ne peut être tenté à Bafia, peut-être faudra-t-il envoyer votre enfant à Yaoundé. En tout cas, ne vous inquiétez pas, nous ferons ici le maximum, le petit Roland ne va pas souffrir.

Et les jours passent... Les infirmières changent régulièrement le bandage pour appliquer des soins locaux. Mais rien n'y fait, le malheur est en marche. Au bout de deux semaines, les affreuses rétractions commencent leur patient travail d'horreur et de souffrance... Roland a gardé la tête baissée, sans doute pour éviter la douleur. Il aurait fallu une minerve, qui aurait obligé l'enfant à maintenir la tête droite, mais il n'y en a pas à Bafia. La cicatrisation progresse et finalement la rétraction de la peau brûlée va complètement fusionner le menton au thorax, et le pauvre enfant reste figé dans cette posture. Sa mâchoire est désormais bloquée en position ouverte, il bave en permanence et parle avec beaucoup de difficulté. Évidemment, il ne peut pas mastiquer, alors comment le nourrir ? Il faut lui faire avaler des bouillies.

Les médecins de Bafia ne peuvent plus rien faire, la famille de Roland est très pauvre, le père a quitté le foyer, et devant cette indigence Roland n'ira pas à l'hôpital de Yaoundé. Bref, il est abandonné à son triste sort. Alors il reste prostré chez lui, silencieux, solitaire, amaigri... Il n'ose plus sortir, et s'il va se promener avec sa grand-mère, il se cache tout le visage avec une écharpe. Un espoir tout de même : une sorte de crème miracle trouvée sur le marché de Bafia... La grand-mère dévouée lui applique soigneusement chaque soir une couche épaisse sur les cicatrices : il paraît que la pommade fantastique devrait faire disparaître les rétractions de la peau. Illusion, bien sûr, mais il faut bien tenter quelque chose...

C'est alors que le destin de Roland va changer. Serges, un Franco-Camerounais vivant à Toulouse, revient périodiquement au pays pour se replonger dans l'univers de son enfance à Bafia. Il aime errer dans la petite ville, retrouver son lycée, revoir la ville ancienne et humer le cacao, le manioc et le maïs qui sèchent au soleil. Le soir, il assiste avec bonheur aux danses locales, si denses, si déchaînées, si belles, si pleines de souvenirs pour lui... Serges loge dans une petite maison chez sa sœur, et c'est elle qui lui parle de la tragédie de Roland. Elle connaît bien l'enfant et sa mère, qui habitent le quartier. Alors, dès le lendemain, il rencontre le petit garçon. Bouleversé, il ne cesse de répéter :

– Il faut faire quelque chose... Il faut faire quelque chose...

Il prend des photos, tourne quelques vidéos et alerte Jacqueline, sa femme, restée à Toulouse. Or, et c'est là un beau tour du destin, Jacqueline est infirmière ! Mieux encore, elle a effectué plusieurs stages dans quelques services de grands brûlés, elle a vu comment on pouvait sauver des enfants victimes des flammes ravageuses. Elle sait donc ce qu'il faut faire... Très vite, Jacqueline prend contact avec nous et avec Geneviève Carmona, notre représentante à Toulouse. Aussitôt, l'équipe chirurgicale de l'hôpital Purpan et le Pr Frédéric Lauwers, grand chirurgien de la face, sont alertés. Le professeur étudie le dossier et lance ses conclusions :

– Je pense que l'on peut soulager Roland, faire l'essentiel par des greffes, mais ce sera très long.

Il donne sa stratégie, qui s'établit en deux temps : d'abord séparer le menton du thorax, puis retirer la peau brûlée et couvrir la zone à vif par une greffe totale en prenant de la peau dans le dos du petit patient.

C'est décidé, Roland va venir à Toulouse. Avant l'arrivée de l'enfant, Jacqueline pense tous les jours à lui, elle veut tout préparer pour bien l'accueillir chez elle avec ses trois enfants. Elle l'aime déjà, ce petit garçon si malheureux... Après quelques semaines, le temps d'obtenir passeport et visa, Roland arrive à Toulouse, accueilli par Jacqueline, Serges et leurs enfants... C'est un peu la fête dans la famille, et le second fils, Adam, qui a le même âge que Roland, trouve des jeux qui font un peu oublier la médecine, la chirurgie et les terribles stigmates du pétrole enflammé...

– Il est adorable et coquin, confie Jacqueline, attendrie par le jeune visiteur.

Le jour de la première opération arrive. Le chirurgien procède à la séparation du menton et du thorax. Il faut retirer les rétractions, ce qui provoque immanquablement une perte de substance. Effectivement, une large partie du visage et une bande du thorax sont à vif, il faut procéder à une greffe synthétique. Ce n'est pas encore de la peau, mais une matière artificielle qui vient recouvrir et protéger la chair à vif. Au sortir de l'opération, Roland a mal, il souffre, mais Jacqueline est là, présente, et dort à côté de lui dans la chambre d'hôpital.

Après un petit souci d'infection jugulée grâce à de puissants antibiotiques, Roland se rétablit lentement. Au bout d'une quinzaine de jours, on peut envisager la seconde opération: une vaste autogreffe de peau qui va recouvrir l'ensemble de la zone atteinte.

Dans les jours suivants, la greffe prend bien, mais la préoccupation du Pr Lauwers est d'éviter que Roland ne fasse des chéloïdes, longues traînées boursouflées, qui pourraient menacer la greffe.

Au sortir de l'hôpital, on confie Roland à un centre de rééducation, mais il s'ennuie et veut retourner dans sa famille d'accueil. Serges et Jacqueline prennent courageusement les choses en main: ils retirent l'enfant de la maison de convalescence pour l'emmener chez eux. Pour que le petit ne s'ennuie pas, ils parviennent à le faire admettre dans l'école d'Adam. Une nouvelle forme de rééducation! Roland est ainsi un peu scolarisé et devient pour toute la classe le pitre sympathique qui fait rire les élèves! Mais, surtout, il a un garde en la personne d'Adam, un garde attentif qui veille sur lui et fait attention à ce que personne ne se moque de lui, de sa minerve autour du cou, de ses pansements sur le visage…

Roland reste ainsi une année à Toulouse et communique avec sa mère et sa grand-mère par WhatsApp. Enfin, le Pr Lauwers parle du retour… La mère est réticente, elle a peur du manque de suivi des soins au Cameroun… Mais le professeur explique que l'essentiel a été fait, l'enfant peut désormais fermer la bouche, parler, manger. La greffe a pris, et les soins qui restent à appliquer sont destinés principalement à résorber les cicatrices et assouplir la peau…

Serges va donc ramener à Bafia son petit protégé. À bord de l'avion, le commandant invite Roland à assister au décollage depuis le cockpit et Roland voit la ville rose comme un tapis étendu sur les deux rives de la Garonne… Le petit garçon parvient à sourire. La peau de la greffe tire un peu, c'est vrai, mais il sourit à cette ville qui lui a rendu un visage.

Petit point d'histoire

Une nuit de novembre 1869, Jacques-Louis Reverdin, un jeune médecin genevois de 27 ans exerçant à l'hôpital Necker, à Paris, imagina une technique de greffe de peau afin d'améliorer la cicatrisation d'une plaie d'un de ses patients. Il prit un fragment de peau sur une autre partie du corps, puis le déposa sur la plaie. Au bout de quelques jours, Reverdin s'aperçut avec satisfaction que la greffe avait pris. Non seulement elle avait pris, mais elle avait tendance à s'étendre et recouvrir la totalité de la plaie. Au bout de deux semaines, la cicatrisation était parfaite !

Mais les grands pontes de la chirurgie de l'époque estimèrent doctement que cette prouesse médicale était sans le moindre intérêt et risquait même de provoquer une infection à l'endroit où l'on

allait prélever la greffe, doublant ainsi la plaie préexistante d'une seconde lésion.
Heureusement, Reverdin fut accueilli au laboratoire du célèbre physiologiste Claude Bernard. Il put ainsi développer sa technique grâce à de nombreuses expérimentations menées sur des animaux, mais aussi sur de grands brûlés.
Dès lors, la greffe va être tentée tous azimuts. On ne se contentera pas des autogreffes, c'est-à-dire des greffes de peau prélevée sur le patient lui-même. On essaiera la « zoogreffe », soit la greffe sur l'homme d'une peau animale. Peau de porc et peau de grenouille semblaient les plus proches de la peau humaine... On sait maintenant que de telles pratiques ne pouvaient être que vouées à l'échec.
Pourtant, cette zoogreffe n'a pas entièrement disparu, mais elle a changé de nature – elle a été transformée et améliorée. En effet, aujourd'hui, on peut faire appel au « derme artificiel » constitué de collagène de requin, de bœuf ou de porc. On l'applique sur une brûlure et, en quelques mois, la peau se reconstitue autour de ce collagène, et les protéines animales disparaissent totalement. ■

IX

UN POUCE POUR YAMIN

Jusqu'à une époque récente, je n'avais jamais eu la possibilité de me rendre en Iran. Pour ma génération, ce pays évoque l'Histoire, celle qui s'écrit avec une majuscule… La Perse n'a-t-elle pas été un des berceaux de l'humanité ? Une culture riche, des villes au passé prestigieux, une civilisation de la grandeur et du raffinement. Bref, un empire qui pouvait faire rêver le jeune homme que j'étais, loin d'imaginer alors que je connaîtrais ce pays aux mille mystères par le biais de la médecine.

Tout a commencé lorsqu'un de mes anciens élèves, Keyvan Mazda, est venu me voir. Iranien d'origine, il avait fait de brillantes études en France pour devenir chef de service de chirurgie orthopédique et pédiatrique à l'hôpital Robert-Debré. Malgré les bouleversements politiques, il se rendait en Iran deux fois par an pour opérer des enfants pauvres. Chirurgien charismatique, Keyvan entraîna rapidement dans ses voyages iraniens un de ses amis, le Dr Philippe Valenti, cofondateur de La Chaîne de l'Espoir, qui devint aussi résolu que lui dans sa volonté d'aider et former les médecins iraniens.

Dans de nombreux pays, la différence de niveau de vie est saisissante entre les diverses couches de la population... La République islamique d'aujourd'hui n'échappe pas à cette réalité, d'autant plus qu'elle est dominée par le pouvoir des toutes-puissantes institutions religieuses. Mais, à l'inverse de ce qui peut se passer parfois dans d'autres contrées, le système de santé iranien est de qualité et s'appuie sur des hôpitaux modernes et bien équipés. Cependant, au fil des années, les restrictions liées au blocus économique ont conduit progressivement à la création d'un système très sélectif : l'accès aux soins est conditionné par les ressources financières des familles et pousse à l'exclusion totale des plus démunis.

Cette situation que me décrivaient Keyvan et Philippe était marquée par la détresse d'enfants malades qu'ils rencontraient sur place. Leur volonté chevillée au corps était d'envoyer régulièrement sur place des missions chirurgicales. Déjà impliqués dans de nombreux pays, nous ne pouvions pas investir de manière durable sans trouver au préalable des mécènes qui soutiendraient notre action. De plus, la position politique de l'Iran sur le plan international exigeait que notre engagement soit à la fois neutre, comme partout, tout en tenant compte du contexte sécuritaire.

Tels étaient les arguments que j'opposais à mes deux partenaires lors de nos nombreuses discussions. Ils finirent par porter leurs fruits...

Tout s'est effectivement débloqué lorsque Keyvan Mazda pénétra dans mon bureau, en octobre 2010, accompagné d'une jeune femme iranienne, Maryam Marashi. Dans ma vie professionnelle comme dans mon action humanitaire, j'ai eu la chance de rencontrer des gens d'exception, et Mme Marashi en fait indiscutablement partie. En Iran, où la révolution islamique a profondément modifié toutes les structures, elle voulait se mobiliser pour aider les enfants déshérités de son pays. Dotée d'un solide caractère, qualité indispensable pour surmonter toutes les épreuves, elle a pris rapidement conscience que seule une coopération internationale permanente et de haut niveau pouvait l'aider dans son combat. Les obstacles étaient nombreux : politiques, économiques, psychologiques. Le dossier, difficile à mener, fut confié à Françoise Monard, ma complice de longue date, qui a su triompher de toutes les difficultés politiques et administratives du côté français. Du côté iranien, en revanche, les choses n'ont pas été simples, mais l'influence de Mme Marashi au sein du régime iranien, sa pugnacité, sa volonté d'aboutir ont su faire triompher ses idées.

Tout pouvait ainsi se mettre en place pour la création d'une Chaîne de l'Espoir-Iran, seul moyen d'installer durablement une action dans ce pays. Ainsi est née Zanjireh Omid, association destinée à apporter des soins de qualité aux enfants malades des familles les plus pauvres... Dans mes rêves, jamais je n'avais imaginé que je serais un jour en mesure de créer une telle structure en Iran, et qui serait reconnue aussi bien par Téhéran que par Paris !

Dès la signature de nos accords, nous avons décidé que notre coopération porterait en priorité sur trois disciplines chirurgicales : orthopédique, plastique et cardiaque. Depuis, les missions se succèdent au rythme de quatre par an avec un double objectif : soigner les enfants et former les médecins iraniens aux techniques les plus récentes. Nous nous acharnons ainsi à sauver des enfants malades condamnés par ce fossé invisible qui sépare les continents. D'un côté, chez nous, l'excellence de la médecine et de la chirurgie. De l'autre, les pays qui ont pour seul destin la fatalité, le renoncement, le drame. Nous refusons de voir un enfant subir l'injustice de son lieu de naissance ! Nous ne pouvons pas accepter de savoir un petit menacé par une malformation cardiaque alors qu'une opération pourrait le guérir immédiatement et lui donner un avenir.

Le Dr Philippe Valenti est l'un de ceux qui se sont le plus mobilisés dans le domaine des malformations congénitales de la main. Ces malformations se manifestent le plus souvent par l'absence à la naissance d'un ou de plusieurs doigts, empêchant toute préhension. Ce handicap majeur pour l'enfant entraîne aussi des difficultés dans les relations psychologiques au sein de la famille et avec l'entourage. La microchirurgie, traitement principal, accomplit des miracles aujourd'hui en redonnant les attributs d'une vie normale à tous ces enfants.

Au fil des missions, Philippe s'est de plus en plus investi en Iran auprès de la structure dirigée par Mme Marashi. Il m'a raconté avec enthousiasme quelques-unes de ses missions les plus récentes...

– Nous sommes une équipe de trois médecins comportant un chirurgien orthopédiste en fin de cursus, un anesthésiste et moi-même. Opérer en Iran est une expérience riche mais très particulière. Les contrastes y sont constamment présents. Depuis la rue grouillante de monde, une circulation remplie de véhicules de toute nature avec une caractéristique commune : le bruit ! À l'opposé, le calme, l'accueil, la disponibilité de nos hôtes.

Pour Philippe, l'Iran d'aujourd'hui est un pays complexe où la réalité se fait multiple. La confusion entre le pouvoir politique, religieux et les contraintes économiques entretiennent un climat très particulier, notamment pour les étrangers élevés dans une culture profondément différente.

Alors comment se déroulent les consultations là-bas? Imaginez un bâtiment moderne de cinq étages avec un intérieur tout en marbre, et envahi par les familles et les enfants. Si la République islamique est présente partout dans les rues, il est curieux de voir les mères porter un foulard tout en dégageant quelques mèches de cheveux afin de montrer, peut-être, leur résistance aux règles strictes de la religion. Elles sont très maquillées et affichent leur féminité. Elles ont surtout un regard angoissé et rempli d'espoir à la vue de notre équipe.

Mme Marashi m'a expliqué que le bâtiment où notre association Zanjireh Omid est installée, là où elle reçoit les enfants, a été construit avec des fonds privés afin qu'elle puisse elle-même être indépendante des hôpitaux, dont les règles de fonctionnement sont très aléatoires. La vocation de sa structure d'accueil est d'assurer une prise en charge des enfants sans ressources et exclus du système de santé. Ils sont majoritairement iraniens, bien sûr, mais Zanjireh Omid accueille aussi des réfugiés afghans, de plus en plus nombreux en Iran.

Dans ce bâtiment, chaque étage est dédié à une activité. Au niveau inférieur, une salle de jeux est destinée aux enfants afin de les faire patienter avant de passer devant le médecin. Un autre étage est réservé à l'appareillage et à la rééducation, et le dernier étage peut recevoir quelques familles venues d'une lointaine province pour trouver une écoute médicale.

– Dès notre arrivée, la consultation débute, explique Philippe. Passer du calme d'une cabine d'avion au brouhaha d'une foule colorée et bruyante qui s'écarte à notre passage est une source de perturbation passagère, vite dissipée. Nous sommes attendus par des médecins iraniens bénévoles, exerçant dans l'hôpital pédiatrique universitaire où nous allons opérer. Le chef de service, le Pr Zarga, ses assistants ainsi que des praticiens juniors ont auparavant sélectionné les enfants dont nous allons compléter l'examen.

Une pile d'une centaine de dossiers attend les médecins. La consultation se déroule de façon un peu désordonnée, paraît-il. Dès que la porte du bureau s'entrouvre, une ou deux familles essaient de forcer l'entrée bien que leur nom n'ait pas été appelé... Il faut essayer de contenir les « resquilleurs » et maintenir un peu d'ordre dans cette cacophonie. D'autant que le dialogue avec les familles est à la fois long et compliqué. Il faut échanger en anglais avec les collègues iraniens qui doivent expliquer nos propositions aux parents en persan.

Les questions sont nombreuses des deux côtés. Pour appuyer les décisions thérapeutiques, des photos, des vidéos, des informations écrites sont colligées pour chaque enfant. L'essentiel est avant tout de choisir une stratégie thérapeutique pour chaque cas : faut-il opérer ? Quelle technique utiliser ?

C'est toujours difficile de dévoiler une décision médicale, c'est encore plus compliqué lorsque la barrière de la langue conduit à des silences forcément pesants et parfois dramatiques. Pour quelques cas, quand l'enfant est trop jeune ou trop malingre, aucune chirurgie n'est possible, ou alors la prise en charge est trop complexe pour le pays... Les parents repartent un peu plus désespérés... sans comprendre pourquoi des experts venus de France ne peuvent pas sauver leur petit... On leur promet alors de le revoir lors d'une prochaine mission quand l'enfant aura grandi et pris du poids.

Les malformations congénitales de la main, spécialité du Dr Valenti, sont d'une grande variété chez l'enfant. Certains naissent avec deux pouces ou six doigts ou encore avec la main en « fourche »... À cette liste d'enfants handicapés s'ajoute celle des victimes d'accidents à l'origine d'une amputation du pouce, de certains doigts, voire de la main entière. Dans bien des cas, ce sont les grands-parents qui ont recueilli l'enfant parce que le père et la mère travaillent en ville. La consultation est ainsi un amalgame de situations sociales difficiles et de pathologies complexes n'ayant pas été prises en charge.

Et puis, au milieu des dossiers et des examens, un éclair dans la pièce. Il est midi. Les médecins sont un peu fatigués après cette nuit dans l'avion et cette matinée chargée. Une mère entre dans la salle d'examen vêtue d'un hidjab noir et portant son petit garçon dans les bras. À 2 ans, Yamin a de grands yeux noirs et de longs cils, et il suce son index avec application.

Le Pr Zarga l'a examiné quelques semaines auparavant et l'a convoqué avec sa mère en lui promettant qu'une équipe française pourrait voir son fils. Elle est partie la veille et a parcouru plus de 500 kilomètres en autocar, espérant trouver une solution pour la main gauche de son enfant, qui n'a pas de pouce. Yamin grandit comme tous les autres enfants, mais il doit saisir les objets avec l'index et l'annulaire. Par expérience, les chirurgiens savent qu'à l'âge de cet enfant il est possible d'implanter l'index à la place du pouce absent. De quoi avoir un doigt opposable et permettre la préhension.

Dans le bruit et les émotions de la consultation, la mère ne comprend pas les explications du jeune chirurgien iranien, qui traduit mot pour mot ce qui a été décidé pour

Yamin. Pour lui expliquer la nature de l'intervention, il faut lui montrer, sur des photos, le résultat d'un cas similaire.

Pendant ce temps, Yamin, les yeux grands ouverts, le regard rempli à la fois de curiosité et d'inquiétude, observe le manège des blouses blanches autour de lui. Le Pr Zarga prend la mère à part, l'éloigne de l'effervescence de la consultation, pour la convaincre de faire opérer son fils.

Le pronostic vital de Yamin n'est certes pas en jeu comme pour une malformation cardiaque, mais la création de son pouce changerait définitivement l'avenir fonctionnel de sa main et améliorerait les conditions de sa vie future. À 2 ans, il n'aurait aucun souvenir de l'opération, et les autres enfants à l'école ne s'apercevraient de rien. Tous les sports, en particulier de ballon, lui seraient enfin permis. Refuser cette opération reviendrait à continuer d'affronter le regard des autres et ne pouvoir ni jouer, ni grandir, ni travailler comme ses camarades.

Les paroles du professeur ont apaisé les craintes de la mère et l'intervention est décidée. Outre Yamin, 30 autres enfants vont être opérés dans les trois jours suivants.

Le lendemain, dès 8 heures, Yamin est opéré sous anesthésie générale complétée d'une anesthésie du membre supérieur afin de diminuer les douleurs postopératoires. L'intervention, délicate, est réalisée à l'aide de lunettes super-grossissantes, car le travail minutieux se fait au millimètre près.

L'intervention se déroule en deux temps. Elle commence par le prélèvement de l'index avec sa peau, ses muscles, ses vaisseaux et ses nerfs. Ensuite intervient la transposition de l'index à la place du pouce absent. L'index a été raccourci pour avoir une longueur et un aspect esthétique proches de ceux du pouce. Après une heure et demie d'opération minutieuse, il faut vérifier la parfaite recoloration de l'index devenu pouce, signe d'une parfaite vascularisation.

Yamin se réveille tranquillement. Le chirurgien explique à la mère l'importance de surveiller la couleur du doigt : si le pouce est rose, c'est parfait ; s'il est blanc ou bleu, elle doit prévenir l'infirmière.

Le soir même, avec l'anesthésiste et le chef de service, le Pr Zarga, les médecins français passent voir Yamin pour contrôler sa main. Sa mère nous accueille avec un grand sourire et nous montre, très fière, le pouce rose de son fils… Yamin sortira de l'hôpital le lendemain matin et repartira bientôt dans sa province pour retrouver sa maison et sa vie.

Six mois plus tard, mon ami Philippe a revu Yamin au cours d'une nouvelle mission chirurgicale. Il n'était plus dans les bras de sa mère, cette fois. Il gambadait dans la salle de consultation, manipulait ses jouets sans difficulté, très heureux de nous montrer sa main et de bouger son « pouce ». Sa mère, enfin sereine, avait abandonné son regard inquiet et montra fièrement sur son vieux smartphone un petit film de Yamin à la maison jouant avec ses frères et sœurs.

Yamin ne pourra jamais remercier le Pr Keyvan Mazda, à l'origine de cette belle réalisation. Ce grand chirurgien, rempli d'humanité, est décédé subitement en 2018. Il ne connaîtra pas le futur hôpital pédiatrique qui est en cours de construction au cœur de Téhéran, grand projet actuel de Mme Marashi.

Petit point d'histoire

Le pouce, en effet, c'est toute une histoire ! On croit souvent que ce gros doigt qui s'oppose aux quatre autres et permet de saisir un outil aurait été à l'aube de l'humanité. Sans le pouce, pas de développement du cerveau, qui a besoin de la main pour construire…

De la main avec son pouce ! En fait, il faut bien le reconnaître, nous ne sommes pas les seuls sur Terre à bénéficier du miracle du pouce. Le pouce opposable est une caractéristique des primates, dont nous sommes. Mais, à la vérité, les pouces des bonobos et des chimpanzés, nos proches cousins, sont un peu plus petits que les nôtres... Devrait-on notre singularité humaine à quelques centimètres supplémentaires de nos pouces ?
En tout cas, les paléontologistes estiment que le pouce est une caractéristique de l'ordre des primates depuis déjà deux ou trois millions d'années. Il s'est maintenu au cours de l'évolution, mais en revanche, à force de nous tenir debout, nous avons perdu les gros orteils opposables dont bénéficiaient nos lointains ancêtres. ■

X

COMMENT SEKOU A VAINCU LE DIABLE

Le syndrome de la queue-de-cheval est une affection neurologique, l'œil-de-perdrix, un cor au pied, le bruit de galop, un rythme cardiaque anormal… Les comparaisons avec les animaux ne manquent pas en médecine. Mais les termes les plus cruels sont réservés aux enfants nés avec une fente labiopalatine… Le « bec-de-lièvre », disait-on naguère, ou la « gueule-de-loup » pour les malformations plus graves du visage, celles qui fendent complètement la face.

Ces expressions métaphoriques ou imagées, toutes plus effrayantes les unes que les autres, sont aujourd'hui devenues obsolètes. La prise en charge de cette malformation de naissance est heureusement complètement maîtrisée : de sa détection pendant la grossesse, grâce à l'échographie, jusque dans sa prise en charge thérapeutique, y compris dans sa composante psychologique pour les parents et pour l'enfant. Bref, tout est réglé, chez nous, grâce à l'accès gratuit pour tous à une médecine ultramoderne...

Mais ailleurs ? Encore aujourd'hui, en Afrique ou dans de nombreux pays d'Asie, la venue au monde d'un bébé au visage comme fissuré provoque trop souvent l'angoisse, la peur, le désespoir et peut déclencher des réactions violentes, voire dramatiques. La plupart du temps, se tourner vers la chirurgie plastique reste l'ultime espoir pour le nouveau-né, quand la famille horrifiée s'est détournée de l'enfant et de sa mère, quand les sorciers ont lancé leurs anathèmes, quand les esprits maléfiques ont été invoqués, quand le pauvre bébé semble condamné à une vie de paria...

Ainsi, Oumour et son petit garçon Sekou ont été bannis de Béma, leur village du centre du Mali. L'effroi des uns et la médisance des autres se sont conjugués pour chasser la mère et son enfant au visage malformé... Dès la naissance, il a été dit que le bébé était victime d'un mangeur d'âmes, qu'il portait, par cette malformation, les stigmates vengeurs d'une faute, que les esprits des forêts s'étaient manifestés. Maudit par la rumeur, le petit a fait l'objet de moqueries et de sarcasmes : c'est l'enfant du diable ! Les vieux ont accusé Oumour d'avoir péché, son mari l'a répudiée, la mère et son enfant ont dû aller vivre à l'écart du village. Quelques matrones bienveillantes, en déposant chaque jour un peu de nourriture pour la mère et son bébé, ont tout juste autorisé leur survie...

Sekou souffre d'une fente dite « totale », une anomalie qui frappe la lèvre supérieure, la gencive et le palais, provoquant une communication complète entre la bouche et la fosse nasale. L'allaitement était une épreuve, il fallait boucher le nez de Sekou pendant qu'il tétait, sinon le lait coulait par les narines, et la mère avait toujours peur d'étouffer son bébé en le nourrissant. Quand Sekou pleurait, ses cris résonnaient comme une sorte de gargouillis humide à l'arrière du nez, écho terrible de la malformation.

Oumour est allée voir un tradipraticien, l'un de ceux qu'on appelait naguère les « marabouts », les « sorciers » ou les « féticheurs ». Maintenant, ce sont tous des tradipraticiens... Des praticiens de la tradition ! Une appellation consensuelle, presque scientifique, qui apaise et réconforte. En Afrique, ce sont les guérisseurs de « premier recours », un peu comme nos médecins généralistes. Sekou et sa mère ont probablement été accueillis dans une sombre hutte au toit de chaume et aux étagères encombrées de statues, de masques et de fioles. Quels ont été les conseils du tradipraticien ? Un feu d'écorce de baobab dont la fumée pourrait consumer l'envoûtement ? Un rat cuit en ragoût avec des herbes cueillies dans la forêt ? Dans ce face-à-face anachronique et pesant, j'entends les paroles prononcées par le tradipraticien d'une voix basse, comme brisée par l'émotion, sentence terrible et définitive pour cette mère dévastée :

– C'est trop tard. Trop tard pour la paix de l'enfant, trop tard pour que les démons de la forêt te pardonnent, trop tard pour faire disparaître le problème.

Faire disparaître le problème... Effectivement, dans le passé, certains sorciers incitaient les parents à faire disparaître leur propre enfant, sacrifice censé libérer la mère, le père, la famille, le village...

Depuis, les années ont passé. Oumour, mère courageuse et obstinée, continue de protéger Sekou. Sekou aussi résiste. Victime de moqueries permanentes – pas d'école pour lui, pas de jeux –, le petit garçon de 4 ans fait peur aux autres enfants, il est isolé, marginalisé, repoussé.

Un jour, Bintou, sa tante de Bamako, vient le voir. Devant cette situation dramatique, elle suggère à sa sœur Oumour d'aller voir le Dr Moussa Daou…

– J'ai entendu parler de lui à la télévision, précise Bintou. Il a évoqué des enfants comme Sekou, il existe des solutions…

Dans les semaines suivantes, Oumour parvient à joindre le Dr Daou, qui lui conseille d'aller consulter maître Modibo, un tradipraticien qui exerce à Diéma, une petite ville proche de son village.

Si Modibo est appelé respectueusement « maître », c'est qu'il est un ancien, un sage. Effectivement, ses paroles sont bien différentes de celles prononcées naguère par un autre tradipraticien.

– Il y a plusieurs médecines, dit-il d'emblée à la mère, la solution existe pour réparer le visage de ton fils. Le Dr Daou peut résoudre le problème de Sekou.

Que faut-il faire ? Se rendre au centre Hirzel de Bamako, un vaste dispensaire construit par les Suisses pour tous les mutilés de la face, en particulier les nombreux enfants atteints de fentes labiopalatines, mais aussi ceux victimes de tumeurs, de brûlures ou frappés par le noma, maladie terrible, sorte de lèpre qui dévore le visage des enfants.

À l'entrée de la consultation, sur un long banc, tous les petits patients au visage saccagé sont alignés avec leur mère. Le Dr Daou arrive escorté de ses deux assistants ; avec leurs blouses blanches, on croirait trois anges bienfaisants ! D'un regard expert, le médecin analyse les disgrâces et les lésions de chaque visage. Formé en France, en Belgique, en Suisse et au Maroc, Moussa Daou aurait pu, sans difficulté, trouver un poste de chirurgien en Europe, bien rémunéré et stable, lui assurant ainsi qu'à sa famille un avenir apaisé et serein, loin du tumulte et de la poussière de Bamako. Il a cependant décidé de revenir chez lui, au Mali, pour se consacrer à ces enfants si malheureux. C'est bien Moussa qui a eu la clairvoyance de solliciter l'appui de certains tradipraticiens pour détecter tous les cas, même dans les provinces les plus reculées du pays. Ces marabouts sont nombreux, très bien organisés en fédérations. Présents dans tous les villages, ils forment un vaste réseau d'information. Moussa les a contactés, les a réunis, leur a expliqué tout ce que la chirurgie peut faire en leur montrant de nombreuses photos sur son ordinateur portable. Loin de stigmatiser la médecine traditionnelle africaine et tout en respectant son rôle sociétal. Il a fait d'eux, à force de pédagogie et de rencontres, de véritables partenaires de soin en leur assignant la mission de détecter les visages abîmés et d'accompagner les jeunes patients avant et après l'intervention.

Le médecin examine Sekou, prend quelques photos pour « s'approprier » la fente et mieux catégoriser la malformation. Il se tourne vers ses assistants.

– C'est une forme assez complexe...

Et il ajoute, après un silence :

– Ce sera parfait pour Jean et son équipe.

Jean ? Il s'agit de Jean Vendroux, chirurgien plasticien exerçant à Versailles, formé à la grande école de l'hôpital Saint-Vincent-de-Paul à Paris. Cet hôpital pédiatrique a été pendant des lustres une école de référence pour la chirurgie et la prise en charge des malformations congénitales de la face. Jean a décidé de mettre son savoir-faire au profit des plus pauvres en Éthiopie, au Togo, au Mali. Son engagement associatif ne s'arrête pas là, il est aussi le président de la Fondation Anne-de-Gaulle, qui œuvre dans le champ du handicap et de la déficience intellectuelle. C'est dire à quel point Jean est un homme aussi élégant dans son allure que dans son âme.

Depuis quelques années, il concentre son activité humanitaire en Afrique sur Bamako, avec le Dr Moussa Daou, qui a été son élève et qui est surtout aujourd'hui son ami.

Moussa regarde son planning et déclare :

– On va opérer tous ces enfants au « Luxembourg » la semaine prochaine.

Le « Luxembourg », c'est l'hôpital mère-enfant de Bamako. Dans les blocs que La Chaîne de l'Espoir a équipés, nous opérons les enfants cardiaques. C'est là que Jean et son équipe vont soigner les « becs-de-lièvre ». Nos blocs vont s'adapter à la chirurgie plastique.

Moussa s'adresse à son équipe :

– J'espère que vous êtes prêts, parce que l'équipe française arrive dimanche pour opérer plus de 70 enfants !

Le dimanche suivant, les sept personnes des « Sourires de l'espoir » sont là. À leur arrivée à Bamako, elles se rendent au centre Hirzel pour examiner les enfants qui vont être opérés dès le lendemain. Une quinzaine d'enfants chaque jour répartie dans trois blocs opératoires ! Les anesthésistes se concentrent, ils savent que dans cette « chirurgie en bouche » la moindre erreur peut être fatale, en particulier s'il y a une hémorragie. Sekou fait partie des premiers enfants opérés, son cauchemar va enfin prendre fin.

Je suis présent moi aussi à Bamako, car je termine une mission officielle de rencontres avec le Président et le ministre de la Santé pour consolider notre engagement pour le proche avenir.

Je suis impressionné par les membres de cette équipe soudée et efficace, et je prends un peu de temps pour les observer. J'aime bien ces rencontres du bout du monde, j'apprécie l'amitié et la présence de ces personnes que j'admire. Je les ai, en quelque sorte, recrutées, et pourtant je ne les vois jamais travailler à Paris : nous sommes tous pris dans le tourbillon de nos activités. Mais là, on se retrouve, on improvise des moments d'amitié, on dîne ensemble, on échange des souvenirs… Et ce qui me frappe, c'est mon ignorance en matière de chirurgie plastique : la médecine est si vaste et si spécialisée ! Je suis profondément attaché à l'idée que ces salles d'opération destinées initialement à la chirurgie cardiaque puissent se mettre au service du plus grand nombre et permettre une chirurgie multidisciplinaire.

Je pars retrouver Jean et ses collègues, et assister à l'opération. Sekou est en quatrième position. Je revêts une casaque, puis j'entre dans le bloc en pleine activité. Chacun connaît son rôle, tout est réglé. Pour gagner du temps, deux enfants sont opérés dans la même salle. Une équipe prépare l'anesthésie tandis que l'autre termine l'intervention précédente.

Jean me dispense une sorte de cours. Je me retrouve dans la peau d'un jeune étudiant, avec tout au moins le même enthousiasme !

– La fente labiale, commence-t-il par m'expliquer, est un accident du développement de la face. Cela se passe aux environs de la sixième semaine de grossesse. Trois bourgeons doivent s'accoler pour former la face de l'embryon. Or, il arrive que cet accolement présente des ratés. La fente des lèvres et la fente du palais sont dues à un défaut de fusion de ces trois bourgeons. Ce qui est très important, c'est qu'il n'y a pas de manque… Tous les éléments constitutifs de la lèvre et du palais sont là, mais l'anatomie est chamboulée, désordonnée. Pour nous, il faut les remettre en ordre. Il n'y a rien à apporter, juste à réparer. Ce n'est que de la dissection et de la reconstruction…

Jean s'attaque à la lèvre supérieure ; ce temps de l'intervention est primordial : c'est ce qui sera visible ! Avec des fils très fins, il reconstitue la lèvre supérieure, restitue son dessin et ses reliefs. Il finit les dernières sutures, lève la tête et me regarde en m'éblouissant de sa lumière frontale.

– Tu vois, Alain, c'est la plus belle opération de chirurgie plastique… À chaque intervention, je me dis qu'on a vraiment de la chance de faire ce métier. Je n'aime pas le terme, mais cette intervention a quelque chose de magique ! En moins de deux heures, on transforme un visage et l'existence de l'enfant. On change sa vie et, parfois même, on la sauve véritablement.

Il ajoute, un peu ému :

– Tu sais, Alain, en me mettant le pied à l'étrier de l'engagement humanitaire il y a douze ans, tu m'as fait un immense cadeau : celui de la découverte du don gratuit et de l'ouverture aux plus pauvres. Tant que l'on n'a pas fait cette expérience intime du don, on ne peut en appréhender la très grande richesse et tout ce qu'on reçoit soi-même. J'explique souvent à ma famille et aux amis qui m'entourent et me félicitent pour cette posture généreuse qu'il n'y a aucune dimension sacrificielle dans cette démarche, mais plutôt le privilège d'une grande liberté : celle de dégager du temps pour cette formidable expérience personnelle et amicale.

Effectivement, après deux heures d'intervention, Sekou est méconnaissable. En salle de réveil, Oumour regarde le visage de son garçon et a de la peine à retenir ses larmes. Quand il sera parfaitement réveillé, elle lui tendra le miroir qu'elle conserve précieusement depuis toutes ces années dissimulé à la curiosité de son fils. Avant de quitter l'hôpital, la mère saisit une petite pochette dans sa valise, elle introduit une photo de Sekou prise avant l'intervention, comme pour y enfouir l'image d'un passé chaotique et désormais révolu. Maintenant, elle va aller parader dans son village, le petit Sekou dans les bras, pour bien montrer que le diable a été vaincu.

Vers 20 h 30, la journée se termine par le débriefing de l'équipe au deuxième étage de l'hôpital. Curieuse assistance, à vrai dire. Moussa a réuni une dizaine de grands tradipraticiens et toute l'équipe de la mission « Sourires de l'espoir ». Ce n'est pas une confrontation – médecine moderne contre médecine traditionnelle – mais une rencontre, dans l'écoute et le respect mutuels. Jean Vendroux est là avec son équipe, le Liégeois Romain Vanwijck, les Parisiens Sélim Bennaceur et Jonathan Rausky, la Grenobloise Chantal Chazelet et le Lillois Francis Veyckemans.

L'un après l'autre, chacun expose sa journée, décrit les différents cas rencontrés, les problèmes qui se sont présentés. Les tradipraticiens sont muets et concentrés, presque émus. Ils ont enfin le sentiment d'être respectés pour ce qu'ils sont – une composante ancestrale et incontournable de la médecine africaine –, mais aujourd'hui ils se sentent intégrés à la mission et véritables partenaires de la prise en charge de tous ces enfants. Moussa, toujours amical et jovial, met tout le monde à l'aise. Et comme en Afrique le rire doit toujours triompher, le médecin lance :

– On peut toujours essayer d'envoyer Jean au village comme tradipraticien, mais ce serait plus délicat encore de faire entrer les tradipraticiens en salle d'op' !

Le lendemain matin à 7 h 30, à l'entrée de l'hôpital, une file d'enfants au visage malformé attend, accompagnés de leurs mamans. Les opérés de la veille passent devant eux, guéris. Les mères, qui sortent, soulagées et heureuses, montrent à celles qui entrent les visages réparés des enfants opérés. Je songe alors que, quelque part, là est notre raison d'être.

Petit point d'histoire

Aux XVIe et XVIIe siècles en France, on accusait la mère d'un enfant né avec une fente labiopalatine d'avoir copulé avec le « prince des ténèbres » lui-même, acte monstrueux qui ne pouvait que déboucher sur la naissance d'un enfant au visage déformé par le bec-de-lièvre, signe de Satan... Le lièvre n'était-il pas l'une des nombreuses représentations de la puissance maléfique ? En tout cas, la pauvre femme, considérée comme une sorcière, subissait toutes les opprobres et pouvait même être condamnée au bûcher. Mais, chose étrange, l'histoire reste muette sur le sort réservé à l'enfant. Était-il considéré comme une victime des débordements maternels ou, au contraire, comme un rejeton diabolique ? Était-il condamné avec sa mère ou recueilli comme un orphelin ? Mystère. Personne n'a pris la peine de s'inquiéter du sort réservé à l'enfant au visage malformé. ■

XI

NOTRE MAILLON FORT : LA FAMILLE D'ACCUEIL

L'acte fondateur de La Chaîne de l'Espoir a été la venue en France d'enfants malades ou blessés pour y être soignés. Plutôt qu'hospitaliser les enfants dès leur arrivée, l'idée de familles d'accueil s'est imposée. Ces familles restent notre « maillon fort ». Depuis 1988, plus de 3 000 enfants sont venus en France ; pour eux, des centaines de familles se sont mobilisées à Paris, à Toulouse, à Nantes, à Lyon…

Qu'est-ce que l'accueil chez soi d'un enfant malade et inconnu sinon un acte de pure générosité ? J'en ai croisé, des familles d'accueil. J'aurais pu parler de Marianne de Bondy, évoquer Jocelyne de Toulouse ou tracer le portrait d'Huguette du XIIIe arrondissement de Paris… Des femmes, toujours, parce que ce sont elles très généralement qui convainquent leur mari et leurs enfants de tendre les bras à l'autre, à celui qui souffre…

En définitive, j'ai rencontré Clothilde, qui vit en région parisienne. Mère de trois enfants, elle est devenue au fil des années une maman d'accueil multitâche. Elle a endossé ce rôle en 2005 avec une certaine appréhension, même si ses activités quotidiennes la conduisaient déjà à être souvent présente auprès de jeunes et d'adolescents. Depuis, elle a accueilli 13 enfants...

– Ce que je retiens ? C'est que chaque enfant est différent. Mais il peut y avoir quelques points communs...

Et Clothilde se remémore ces petits... La rencontre se déroule toujours lors de l'arrivée à l'aéroport. Imaginez un enfant qui a quitté sa famille, son pays, s'est rendu à l'aéroport pour voyager en avion, souvent pour la première fois. Il a été réveillé tôt pour débarquer dans un autre aéroport, un autre pays après quelques heures de vol, et le voilà bientôt confié à de parfaits inconnus. De l'autre côté se trouve la famille d'accueil, qui s'est également réveillée à l'aube – généralement, les avions arrivent d'Afrique vers 7 heures du matin. Cette famille, un peu angoissée, remplie d'une grande joie, s'apprête à accueillir un étranger qui va bientôt faire partie de la famille... Elle voit soudain apparaître un enfant épuisé, frigorifié, souvent essoufflé par la maladie cardiaque. Le petit porte la plupart du temps ses vêtements usuels, peu adaptés au climat, des sandales aux pieds et un petit sac en bandoulière. Il est très souvent apeuré par tous les changements qu'il a endurés...

Parfois surprise, ce protocole subit quelques entorses. Certaines rencontres sont surprenantes, telle celle avec Sadjad, un Iraquien de 7 ans débarquant de l'avion en costume trois-pièces. Il avait le regard d'un petit homme et cachait son angoisse derrière ses souliers vernis, sa chemise blanche et sa cravate toute neuve.

Le premier jour, l'enfant dort beaucoup. Lui, la maman d'accueil, le papa et les enfants de la famille se regardent sans trop se parler. Il s'agit seulement d'être présents pour apaiser les craintes : les bruits de la ville, la lumière sombre de l'hiver, le froid saisissant… et les animaux domestiques ! Il y avait chez Clothilde un vieux chat qui ne comprenait pas pourquoi chacune de ses apparitions générait une peur panique et des hurlements de l'enfant venu de loin.

Pour Nessa, petite fille de 7 ans venue du Mali, ce chat, c'était le diable. Il faut dire qu'il était roux et très câlin… Mais en Afrique, le chat n'est pas aimé, ces félins sont sauvages et parfois dangereux. Nessa a passé les trois mois en France à avoir peur de ce vieux Raminagrobis. Quand elle le voyait, Nessa sautait en hurlant sur le canapé ou grimpait sur une chaise… Il a fallu organiser l'appartement pour que la petite fille et le vieux chat se croisent le moins possible.

Latifa, 2 ans, venue du Burkina Faso, fillette fragile et incapable de marcher, avait la même terreur. L'amadouer a pris du temps : près d'une journée à la passer de bras en bras entre Clothilde, son mari, ses fils et sa nièce tout en chantonnant des comptines. Blottie dans une couverture, Latifa pleurait sans cesse et hurlait à chaque bruit suspect. La petite a finalement réussi à se calmer au moment du dîner, car l'odeur de cuisine réveilla son appétit. Elle se régala du poulet frit et du riz à la sauce tomate préparés par Clothilde. Depuis cette expérience, la maman d'accueil prévoit toujours un plat à l'arrivée des enfants, car ils n'ont pas d'horaires fixes pour manger, avec l'habitude d'un seul repas quotidien pour la majorité d'entre eux.

Le repas, c'est aussi une première rencontre entre les cultures. En Afrique, les enfants ne mangent pas avec leurs parents et ne partagent pas de discussion avec les adultes, ils ne sont donc pas habitués aux échanges. Quand on leur parle, ils répondent peu. Ce n'est pas de la méfiance, mais du respect. Il faut bien sûr un peu de temps pour le comprendre. Pour Fadama, qui vivait dans la brousse de Guinée, ce fut un choc. Il a expliqué plus tard que chez lui on se réunissait autour du plat, que les adultes mangeaient en priorité et qu'ensuite seulement chacun des enfants avait le droit de mettre une main dans le plat pour se nourrir. Trois repas par jour au cours duquel chacun se sert à son tour, c'était inimaginable pour lui !

Ces enfants, surtout les filles, cuisinent déjà dans leur famille. Ils prennent un grand plaisir à aider la maman d'accueil et à lui montrer leur savoir-faire et leur habileté... On ne cuisine pas de la même manière dans la banlieue de Paris et dans les faubourgs de Bamako. Là-bas, pas de beurre, mais beaucoup d'huile. Clothilde doit s'adapter, faire découvrir de nouveaux goûts à ses hôtes et leur permettre ainsi d'accepter ces repas, notamment ceux de l'hôpital.

– Nous ne savons pas grand-chose des enfants que nous accueillons. L'important, ce sont les soins liés à leur pathologie. C'est lors de nos échanges que nous découvrons des enfants de culture et religion différentes. Certains ne parlent pas français. Par respect, par crainte ou par pudeur, ils mettent beaucoup de temps pour oser parler, a constaté Clothilde.

Mais parfois la réalité déjoue tous les pronostics, les expériences et les attentes. Brayane, petit Malgache de 6 ans, fut très touchant. Sur les documents, nous avions aperçu un petit enfant triste et rabougri avec un regard boudeur. Rapidement, la famille d'accueil a découvert un garçon pétillant et très complice avec Anselme, le fils de Clothilde.

Dès l'arrivée des enfants à l'appartement, la maman d'accueil a allumé le téléviseur branché sur un canal pour enfants afin de familiariser le nouveau venu à la langue française. Parce qu'il ne comprenait rien, Sadjad a réussi en quelques minutes à trouver une chaîne arabe. Il a brandi son pouce levé en signe de victoire !

Bien sûr, la vie s'organise essentiellement autour des visites à l'hôpital et de la planification de l'opération. C'est le cadre. Il faut sans cesse rappeler l'objectif afin d'apaiser les craintes de l'enfant, qui a peur de ne pas pouvoir repartir et de ne jamais retrouver sa vraie famille. Le rythme des visites permet également à l'enfant de s'apaiser, cela lui sert de marqueur temporel. Chaque visite le rapproche de l'opération et, au-delà, de son retour.

La vie courante se gère ensuite autour du rythme familial, du lever au coucher avec les passages obligés des transports en commun, du travail et des bains avant le dîner... Un domaine où les situations cocasses ne manquent pas. Le métro est souvent source d'étonnement mais pas uniquement pour les enfants. À trois reprises, il est arrivé à Clothilde de voir des passagers africains se mettre à parler directement à l'enfant, lui demandant ce qu'il faisait avec cette dame blanche ! Suivant sa maturité, l'enfant répondait ou se taisait. Alors, la « dame blanche » intervenait, expliquait la démarche de La Chaîne de l'Espoir pour que la méfiance fasse place à un sourire de gratitude.

Pour Emma, le mélange de couleurs des passagers a tout d'abord été une source d'inquiétude. Une question a jailli :

– Est-ce que l'on devient blanc quand on reste trop longtemps à Paris ?

Pour Fadama, l'incompréhension était forte. Il croyait que tous les Français étaient blancs et ne comprenait pas pourquoi il y avait tant d'étrangers dans la rue ou le métro. Il faut expliquer, rassurer, faire apparaître la réalité des choses pour que les *a priori* de part et d'autre tombent et que l'échange puisse être fluide, associer le plus possible l'enfant au rythme de vie de la famille mais également lui laisser sa place.

La vie courante est aussi une inépuisable occasion d'étonnements. Pour Fadama, la religion était très importante, il signifia par gestes qu'il souhaitait faire ses ablutions régulières. Ainsi, la famille mit en place dans la baignoire un fond d'eau qui lui permettait de suivre son rituel et ainsi de se rassurer. Emilia et Djeneba portaient, elles, autour de la taille, une sorte de ceinture en cuivre avec des coquillages ou des médailles que l'on peut sans doute attribuer à une protection spirituelle.

La douche et le bain sont généralement une cause de peur avant de devenir une source de plaisir. C'est aussi l'apprentissage des règles d'hygiène : toilettes et utilisation du papier toilette, découverte de la joie des bains moussants, brossage des dents… Dans leur pays, ces petits n'ont pas l'occasion de barboter dans de grands bains, l'eau y est précieuse. Ainsi, au fur et à mesure du séjour, le temps de bain est de plus en plus long, se transformant en un vrai moment de détente et de confiance.

Un autre moment important est celui du coucher. Là-bas, la plupart des enfants dorment dans la même pièce que leur famille. Une chambre isolée ou un lit séparé provoque souvent des craintes heureusement vite apaisées.

Pour l'anniversaire de sa mère, Clothilde avait organisé une grande réception où tous les petits-enfants portaient une même fleur à la boutonnière. Jules-André, natif du Congo, accueillit les invités avec la même assurance et la même tenue que les neuf petits-enfants. Ce garçon de 13 ans a fait l'unanimité, tout le monde l'a aimé pour son caractère jovial et chaleureux. Lorsqu'il a été opéré, il a passé quelques jours à l'Hôpital américain de Neuilly pour sa convalescence, et il a bien surpris sa maman d'accueil en râlant sur le manque de service et en appuyant régulièrement sur sa sonnette pour diverses exigences dont le rangement de sa chambre !

– C'est aussi cela, notre rôle, explique Clothilde, être présents pour aimer et accoutumer ces enfants à notre culture, au respect des convenances et à l'engagement de chacun. L'abondance de biens, propre à notre pays, déstabilise souvent ces petits et peut les rendre capricieux. Il est donc primordial de ne pas trop les gâter, mais de les ouvrir à un autre monde.

La relation parent-enfant étant très différente dans le pays d'origine, il est souvent difficile d'acquérir des certitudes sur ce qu'il convient de faire quand la relation se complique avec l'enfant en raison, notamment, de sa fatigue ou de son angoisse. En Europe, lorsqu'on parle à un enfant, on lui demande de nous regarder. La plupart des enfants africains hébergés par Clothilde et sa famille ne regardaient jamais les adultes dans les yeux et baissaient la tête, signe de respect. Seuls le dialogue et une bonne dose d'humilité permettent de se rendre compte que chaque enfant est unique et particulier.

Il faut s'adapter à chacun en faisant preuve d'imagination, de débrouillardise, d'humour... Les exemples fourmillent. Avec Sadjad, le petit Iraquien, il a fallu passer trois mois à utiliser les signes pour parvenir à dialoguer. La famille d'accueil a fini par trouver dans son quartier un jeune homme qui parlait arabe et que l'on allait voir une fois par semaine pour faire passer les messages. Pour Nima, la découverte des tracteurs dans la campagne picarde fut un véritable choc: le contraste entre ces engins et ceux qu'elle avait aperçus en brousse était saisissant. La hauteur des roues, les touches électroniques, la climatisation... Impossible de la faire sortir de la cabine!

Ainsi, tout ce qui nous paraît banal ne l'est pas pour eux. Ils sont comme des éponges et observent avec acuité le nouveau monde qui les entoure, et ils apprennent très vite: certains garçons sont capables en moins de deux jours de partager une partie de PlayStation avec les enfants de la famille d'accueil.

Emilia, petite Malienne, prenait plaisir à découvrir avec frénésie ce nouveau monde rempli de bruits, d'odeurs, de couleurs, de températures et de langues différentes. Arrivée en hiver, elle a découvert les vêtements chauds en prenant le temps de comprendre la manière d'enfiler une paire de collants. Quelle joie elle éprouvait à se préparer pour sortir, car elle ne voulait rien oublier, des gants jusqu'au bonnet! Pour elle, les vitrines de Noël des grands magasins parisiens ont été un enchantement. De plus, c'était l'année de *La Reine des neiges*, et durant trois mois elle chanta le refrain de la chanson... « L'hiver s'installe doucement dans la nuit, la neige est reine à son tour... » Pour lui permettre de découvrir la neige qui n'était pas tombée sur Paris, la famille décida de partir en voiture vers l'Alsace. Sur l'autoroute, dès les premiers flocons, il a fallu s'arrêter sur une aire de repos pour faire une bataille de boules de neige. Voir cette jolie petite fille heureuse et couverte de neige provoqua une joie immense!

Toutefois, il n'est pas possible d'oublier que la raison principale de la venue en France de ces enfants est liée à une opération chirurgicale et parfois aussi à un traitement. En général, dès le lendemain de leur arrivée, les rendez-vous s'enchaînent à l'hôpital. Clothilde emporte avec elle un classeur contenant les documents photocopiés, le passeport et des feuilles de dessins à colorier avec quelques jouets d'appoint. Dans un autre sac, elle glisse de quoi grignoter : bananes, gâteaux et bonbons, sans oublier tablette et chargeur… Cela afin de supporter les longues heures d'attente entre chaque rendez-vous : médecin, radios, prises de sang… À ce propos, Emma avait tellement peur de la prise de sang qu'il a fallu conjuguer les efforts de quatre personnes pour pouvoir la piquer.

Chaque enfant possède sa personnalité, mais chacun a besoin de la maman d'accueil pour bien guérir, et la famille d'accueil a besoin de son adhésion complète pour qu'il accepte les contraintes. En réanimation, Fadama se réveilla en hurlant, crachant, se débattant… Clothilde a pu le rejoindre rapidement dans la salle de réveil pour le calmer, car elle était à cet instant précis sa maman « à part entière », sa seule mère présente et rassurante.

Pour Djeneba, jeune fille de 13 ans, il a fallu attendre une journée entière pour l'intervention – une urgence médicale avait pris sa place. Attendre sans manger de 6 heures du matin jusqu'à 18 h 30, c'est très long. Par la suite, Djeneba refusa de goûter aux plateaux-repas proposés par l'hôpital et se borna à ne prendre que les bananes. Pour convaincre la petite de manger après l'intervention, il a fallu compléter ce dîner avec des frites achetées au kebab en face de l'établissement hospitalier.

L'intervention chirurgicale, même réussie, ne suffit pas. Encore faut-il que l'opéré puisse prendre part à sa guérison en acceptant de manger et de se déplacer pour remettre en fonction l'organisme. Heureusement, dans les hôpitaux, il y a toujours la possibilité de trouver une personne parlant la langue de l'enfant afin de se faire l'interprète et de dialoguer avec lui.

À la sortie de l'hôpital, une période de convalescence s'impose dans la majorité des cas. Celle-ci se déroule généralement en dehors de Paris, dans un lieu médicalisé. Pour Nessa, cela fut très difficile : la distance est importante entre le domicile et Jouy-en-Josas, lieu de la convalescence de l'enfant. Impossible d'aller voir la petite tous les jours ! Eh bien, Nessa refusa de manger et de prendre ses médicaments. Se sentir perdue, être séparée à nouveau était trop pénible pour elle. Clothilde est allée la chercher plus tôt que prévu et la suite du suivi médical a été assurée à l'hôpital Necker.

– À l'issue de sa convalescence, Mariam, passionnée de danse, fit la fête avec nous pour notre anniversaire de mariage, se souvient Clothilde avec émotion. Cette jeune fille de 12 ans avait une grâce naturelle et une bienveillance communicative. Elle souhaitait tout apprendre : le dessin, la cuisine, la couture et, bien sûr, lire et écrire le français. Elle fut impressionnée lorsqu'elle a vu la Manche ! Elle nous a demandé où étaient les crocodiles, et Pierre lui a fait goûter l'eau salée pour la rassurer et expliquer leur absence.

Pour beaucoup de ces enfants, ce temps, cette parenthèse dans leur vie, malgré les douleurs physiques, est paradoxalement un cadeau. Cette période leur permet de s'épanouir, de rentrer chez eux avec des acquis supplémentaires, car, malades, ils sont souvent déscolarisés.

« Il faut un village pour éduquer un enfant », dit un proverbe africain. Pour ces enfants-là, c'est le monde qui les éduque, ils absorbent très vite et s'impliquent rapidement dans notre société. Leur principale crainte, c'est leur avenir et la date de leur retour. Pour Jules-André, le garçon congolais, il a fallu près d'une semaine et une visite à l'église pour qu'il pose enfin la question qui lui brûlait les lèvres :

– Allez-vous m'adopter ?

Une réponse claire sur l'engagement pris par tous de le renvoyer chez lui après l'opération a été suffisante pour apaiser ses appréhensions.

Pour d'autres, cette question centrale est apparue plus tard, une fois l'opération terminée, car si les enfants sont guéris, alors pourquoi attendre ? Cette crainte d'un retour différé est toujours présente. Il faut constamment expliquer et rappeler que si l'objectif de guérison est évident, la durée du séjour est plus floue.

En fait, le retour se prépare dès l'arrivée ! Il faut tout de suite expliquer à l'enfant qu'il va repartir dans son pays. Il doit être conscient que sa venue en France est une étape dans sa jeune existence, un épisode transitoire pour lui permettre de vivre. Certains ont tellement peur de rester pour toujours qu'ils entrent dans un mutisme pour se protéger. Il apparaît alors nécessaire de répéter les choses et de parler de leur famille, et c'est bien souvent lors des repas que les choses se décantent.

Clothilde se souvient d'Emma, qui s'était rapprochée de la cuisine alertée par l'odeur et les bruits de casserole. Elle avait pris la pâte sablée et l'avait étalée à l'aide de sa main ; avec les emporte-pièces, elle s'était lancée avec application dans la confection de biscuits en répétant :

– Maman là-bas pareil, maman là-bas pareil…

Au moment du départ, l'enfant emporte avec lui des photos de son séjour et des photocopies des documents médicaux. Clothilde confectionne un cahier où s'étalent, page après page, les étapes du séjour, les lieux visités et les gens croisés, de quoi leur permettre de partager plus tard avec leur famille cet épisode important de leur vie.

Le petit sac à dos avec lequel l'enfant est arrivé est prêt. Dans un sac plus grand, Clothilde a rangé les vêtements qui ont servi durant le séjour, elle y a placé les jouets et ajouté quelques petits objets pour que les enfants puissent les offrir autour d'eux, comme cela se fait en Afrique. Et doucement on se prépare à la séparation définitive…

– On me demande souvent comment nous pouvons les renvoyer chez eux, comment nous vivons cela. Je réponds que nous sommes seulement un passage dans leur vie, souligne Clothilde. On ne fait pas un enfant pour soi, on ne l'accueille pas pour soi. Cela se passe comme avec nos propres enfants, il faut les aider à accepter d'être aimés, de grandir, de guérir et de partir. Alors, oui, nous sommes toujours très émus à l'arrivée et au départ de l'enfant, mais soulagés de savoir que sa vie est devant lui. Une famille l'attend, l'espère à l'autre bout du monde. Lors de cette parenthèse dans le quotidien, nous passons par toutes les émotions durant plusieurs mois, nous recevons tellement de chacun des enfants accueillis !

Les émotions les plus fortes qui reviennent à la mémoire de Clothilde ?

Fadama, qui, après avoir appris à nager, chantait à tue-tête dans la piscine « Il est là le bonheur, il est là », une chanson de Christophe Maé.

Djeneba, qui pleurait en arrivant et se blottissait dans les bras de sa maman d'accueil au moment du départ.

Et Mariam, qui a dit en souriant :

– J'ai deux mamans, car toutes les deux m'ont permis de vivre.

C'est tout cela, une famille de cœur.

Petit point d'histoire

En novembre 1988, aux balbutiements de La Chaîne de l'Espoir, nous avions décidé que des enfants malades allaient venir en France pour se faire soigner. Mais comment recevoir ces petits patients ? Où les héberger ? La solution facile et évidente consistait à les admettre à l'hôpital le temps de leur séjour. Cette formule nous aurait imposé des hospitalisations longues… Un véritable gouffre financier !
Le problème essentiel des familles d'accueil a été mis sur la table. Un vrai débat de fond. Certains jugeaient que l'on ne pouvait pas faire supporter à une famille l'angoisse et la responsabilité d'un enfant malade. Ils estimaient même que cette manière de procéder pouvait se révéler dangereuse : en cas d'incident, qui était responsable ? Pourquoi ne pas créer une « maison des enfants », comme cela se pratiquait, et se pratique encore, dans certains pays, en Suisse notamment ? Personnellement, je penchais pour cette solution. Je n'imaginais pas que nous parviendrions à mobiliser des familles. Je n'y croyais pas. J'avais tort. Nous en avons trouvé. À travers toute la France, des familles généreuses ont accepté de recevoir chez elles durant plusieurs mois ces enfants venus subir une opération de la dernière chance. Par le bouche à oreille, nous avons réuni d'abord une vingtaine de familles, toutes prêtes à recevoir un enfant, à supporter la charge émotionnelle et la responsabilité que supposait cet accueil. Une tâche extrêmement difficile. Celles et ceux qui l'acceptent font chaque jour mon admiration. ■

XII

AMINA, L'HORREUR À KABOUL

— Un enfant de cinq heures… Comment faire ? Tu sais ?

Éric Cheysson entre dans mon bureau comme un ouragan. Ses mots résonnent étrangement dans les couloirs vides de La Chaîne de l'Espoir… Ce mardi 12 mai 2020, Paris sort à peine du confinement en raison de la pandémie de Covid-19. Dans nos locaux, tout est immobile. Des papiers urgents n'ont pas bougé depuis des semaines, des notes s'éparpillent, désormais inutiles ; une tasse vide occupe vainement un coin de table. Le monde s'est figé comme au moment de l'éruption du Vésuve… Je suis un archéologue qui découvre Pompéi. J'essaie d'imaginer l'existence de ceux qui travaillaient ici avant, quand des secrétaires, des médecins, des donateurs et des infirmiers se croisaient dans ces couloirs, quand on percevait dans ces espaces le tumulte d'une action humanitaire en marche…

Nos cartes de médecin – la mienne et celle d'Éric – nous ont permis de nous déplacer malgré les limitations imposées par le confinement. Heureusement, parce que celui-ci a engendré des situations difficiles qu'il faut gérer dans l'urgence... Dix-sept enfants qui ont été opérés et devaient retourner chez eux, en Afrique, se sont retrouvés bloqués à Paris et à Toulouse. La situation sanitaire est alarmante en France et nous conduit à revoir nos priorités. Nous avions en stock quelques respirateurs et des seringues électriques ; tout ce matériel doit partir dans les hôpitaux du Grand Est, qui en ont cruellement besoin. Nous gardions en réserve plusieurs milliers de masques qui devaient être expédiés au bout du monde. Nous les avons affectés aux soignants de l'Hexagone pour leur permettre de poursuivre sereinement leur tâche médicale.

– Un enfant de cinq heures..., reprend Éric.

Il est effaré, indigné, il parle de Kaboul, d'un hôpital, de kalachnikovs, et une bouffée d'angoisse me submerge...

À Kaboul, ce matin-là, la ville est plongée dans la fébrilité de la période du ramadan. Devant l'entrée de l'hôpital Dasht-e-Barchi, dans un faubourg chiite au sud-ouest de la capitale, une longue file d'attente se forme pour l'auscultation des malades du coronavirus. L'hôpital est pourtant une petite structure – une centaine de lits consacrée essentiellement à l'obstétrique sous la houlette de Médecins sans frontières. Mais la maternité a étendu un peu ses activités en raison de la pandémie...

L'hôpital est alors en pleine activité. On accouche dans les salles de travail tandis qu'ailleurs des patients âgés toussent et étouffent sous l'action délétère du coronavirus. Matinée presque banale quand se joignent, en un seul lieu, l'espoir de la maternité et la souffrance de la maladie.

Vers 10 heures, une fourgonnette s'arrête près de l'entrée, et trois « policiers » en uniforme en sortent en hurlant, brandissant des armes, et se mettant presque aussitôt à tirer en tous sens, tuant deux gardiens. Ce n'est que le début d'un carnage effroyable.

Ils entrent dans l'hôpital tandis qu'au rez-de-chaussée, dans la première salle de travail, une femme est en train de donner la vie à son second enfant. Deux terroristes tirent dans le ventre de la mère, tuant d'un seul coup la femme et son bébé à naître. Après avoir jeté des grenades dans plusieurs salles, ils pénètrent dans une chambre où un bébé qui vient de naître est déjà posé dans son berceau. Ils ne tirent pas. Celui-ci aura le droit de vivre. Au milieu des explosions et des cris, c'est la panique, chacun essaie de fuir... Au premier étage, une sage-femme pousse des mères avec leurs bébés dans une *safe room* à l'arrière du bâtiment. Une pièce impénétrable, sans fenêtre, à la porte blindée et renforcée. Une trentaine de vies ont été sauvées par ce geste. Pendant ce temps, le massacre continue...

– Ils étaient méthodiques, diront tous les témoins.

Au premier étage, Assia, cachée derrière son lit, dans un coin de la chambre, tient dans les bras sa petite Amina, née il y a cinq heures à peine... La mère glisse un doigt dans la bouche de son enfant, pour qu'elle ne pleure pas, ne crie pas, n'alerte pas leurs bourreaux aux aguets. Vaine précaution. Deux hommes entrent et tirent en rafales sur la mère et son bébé, puis tournent les talons, sans doute satisfaits du travail accompli...

Cette abomination a duré trois heures avant l'arrivée des forces spéciales. Elles ont abattu les terroristes au moment où ils essayaient de s'échapper. Le bilan est effroyable : 25 morts dont 16 mères, 1 sage-femme, 2 enfants âgés de 7 ans et 8 ans, et 6 autres personnes, visiteurs ou aides-soignants.

Un commandant des forces afghanes monte au premier étage de la maternité. Il y trouve Assia morte au pied de son lit et découvre le nouveau-né. Il est blessé, mais il vit… L'officier prend le nourrisson dans les bras et appelle un infirmier :

– Il faut l'évacuer, ordonne-t-il.

– On doit le conduire à l'hôpital français, répond l'infirmier.

L'« hôpital français »… C'est ainsi que l'on appelle à Kaboul notre Institut médical français pour la mère et l'enfant.

Najeebullah Bina est sur place à l'hôpital quand Amina arrive. Il est à son poste, comme d'habitude. En fait, il est sur la brèche depuis quasiment une décennie. Cet Afghan qui a fait ses études de chirurgie à Lyon et à Saint-Étienne, unanimement reconnu pour ses talents, aurait pu rester travailler en France, mais il a tenu à rentrer dans son pays pour agir, malgré les guerres, malgré les dangers, malgré les violences. Il est aujourd'hui le seul chirurgien cardiaque pour tout le pays, et quel chirurgien ! Des mains qui virevoltent, habiles, un geste sûr, calme, précis. Il a déjà opéré plus de 2000 enfants. Un crime aux yeux des intégristes ! Un « moine » de la chirurgie, prêt à effacer sa vie personnelle pour porter secours aux malades.

Prévenu par téléphone, Najeebullah a préparé le bloc opératoire et attendu le bébé blessé. L'ambulance, elle, s'est frayé un chemin entre les barrages et les checkpoints. Sortant de l'ambulance, une infirmière dépose à l'entrée de l'hôpital une poupée de chiffon sanglante qu'elle tient dans les bras. Sans la moindre hésitation, une course rapide vers le bloc opératoire est lancée. Amina, qui a maintenant huit heures de vie, est examinée… La radio révèle que le fémur gauche de l'enfant est éclaté – la balle est entrée dans le haut de la cuisse pour ressortir au niveau de la jambe. Le pied gauche est glacé. Najeebullah suspecte tout de suite une plaie de l'artère fémorale, la jambe n'est plus vascularisée.

C'est à cet instant que le chirurgien a appelé Éric :

– Tu as déjà opéré un enfant de quelques heures, blessé par balles ?

Suivent d'autres questions, comme un leitmotiv douloureux : Pourquoi les mères ? Pourquoi les bébés ? Pourquoi l'hôpital ? Pourquoi la maternité ? Pourquoi les plus fragiles ?

Il faut aider Najeebullah, qui cherche des conseils et du soutien pour tenter l'opération. On se met d'accord : l'urgence absolue, c'est l'artère fémorale rompue.

On appelle des amis chirurgiens à l'hôpital de la Pitié-Salpêtrière.

– Attention, nous préviennent-ils, l'artère d'un nouveau-né est très sensible. Il faut saturer le bébé de papavérine, qui va dilater le vaisseau, et il faudra ensuite tenter de rétablir la continuité artérielle.

À Kaboul, toute l'équipe se met en place, comme dans un ballet bien réglé. Najeebullah aborde le foyer de la blessure. L'artère est totalement détruite. Il parvient à la réparer. La circulation sanguine reprend aussitôt, le pied se réchauffe et retrouve sa couleur. Le cap critique est passé.

Reste le fémur. J'appelle Philippe Valenti, chirurgien orthopédiste à Paris. Réunion de technique chirurgicale. Il faut faire abstraction du drame, parler uniquement instruments, approches, méthodes. Impossible de mettre des clous, des vis ou une plaque comme on le ferait pour un adulte, insiste Philippe. Impossible de tenter la chirurgie. On décide alors de placer une attelle plâtrée en réaxant l'os dans l'alignement naturel.

Pendant ce temps, animé d'une indicible colère, Éric veut attirer l'attention de l'opinion. Il appelle les radios, les journaux. Il prévient Michel Cymes, un ami de longue date, qui alerte ses réseaux. Un journaliste de RTL nous téléphone. Éric parle, sa voix tremble un peu d'une rage mal maîtrisée…

– Je suis en tant que médecin, en tant que chirurgien, en tant qu'homme, écœuré par cette explosion d'horreur : tuer des bébés, tuer des mères, tuer des infirmières. Vous vous rendez compte qu'un bébé de cinq heures a été transféré chez nous ? Sa mère est morte ! Pour ne rien vous cacher, j'ai appelé un des confrères à la Salpêtrière, je lui ai demandé s'il avait déjà opéré l'artère fémorale d'un bébé de cinq heures qui a été sectionnée par une balle de kalachnikov. On va l'opérer, mais ça va être extrêmement difficile, j'ai peur que cette enfant ne perde sa jambe. J'ai vraiment la nausée face à ces gens qui sont capables de tuer aveuglément au nom d'une croyance. Je ne comprends rien. Les Afghans n'ont pas mérité ça, les Afghans ne veulent pas ça. Ils veulent l'éducation, la santé et surtout la paix.

Là-bas, à Kaboul, le bébé est admis en réanimation. Tout l'hôpital, des chirurgiens jusqu'aux secrétaires, des gardiens jusqu'aux aides-soignants, parle d'Amina, vient voir Amina, cajole Amina. Le lendemain, des journalistes se précipitent pour photographier le bébé et raconter son histoire. Bientôt, le monde entier apprend à connaître cette enfant martyre, celle qui, blessée si grièvement, avait cent raisons de mourir. Celle qui a eu la chance de bénéficier d'une série de petits miracles : l'officier qui l'a trouvée au pied du lit, l'ambulance qui l'a emmenée, les interventions qui ont pleinement réussi…

Au centre de Kaboul, pendant que la mère est enterrée dans les collines au-dessus de la ville, des femmes se réunissent pour manifester leur émotion et protester contre toutes les formes de terrorisme. Mais bien vite, entre ces femmes, une question se pose, répétée de proche en proche :

– Qui va allaiter Amina ?

Une jeune mère se présente peu après à l'hôpital : le bébé peut être nourri ! C'est ainsi que, dans l'Afghanistan ravagé, Amina devient un symbole. Désormais, Amina veut dire « solidarité ». Amina signifie « survie ». Amina marque le refus de la violence.

En quelques jours, tout va de mieux en mieux pour Amina. Le bébé récupère vite. Quelques semaines encore pour que la fracture du fémur soit consolidée, mais ses jours ne sont plus en danger. La petite sourit déjà.

Et moi, à Paris, soulagé par cette conclusion médicalement heureuse, je reste abasourdi par la folie des hommes, une folie si grande, si ravageuse, si dévastatrice que l'organisation terroriste qui a organisé le massacre n'a pas osé le revendiquer. Ils ont été dépassés par leur propre haine.

Et je me dis que si la maladie est une sorte de fatalité, que si la catastrophe naturelle représente une malédiction inévitable, que dire de cette perversité de l'âme humaine qui organise délibérément, méthodiquement, la mort de nouveau-nés ? Là, il n'y a plus d'explications. C'est le malheur agencé, organisé, prémédité. Devant l'absurde de l'horreur planifiée, comment ne pas se trouver pétrifié, décontenancé, et même découragé parfois ?

Alors, encore une fois, je me répète ce que me disait jadis le père Ceyrac, dans l'enfer des camps de réfugiés du Cambodge :

– Sauver un enfant, c'est sauver le monde.

Au cours des dernières décennies, j'ai été confronté à bien des drames, des maladies, des accidents, des séismes, des tsunamis et des guerres. Il n'y a pas de hiérarchie dans l'horreur, c'est vrai, mais ce jour-là, à Kaboul, des esprits froissés ont quand même pénétré dans une autre dimension. Comment peut-on accepter de tuer, en priorité, des enfants et des bébés sur le point de naître ? Quelle cause peut mener à cette fureur ? Quel dévoiement peut mener à cette perversion ?

Mais une voix me susurre de ne pas être aussi naïf... Ce n'est pas la première fois. Trois ans auparavant, le 8 mars 2017, d'autres terroristes islamistes avaient attaqué l'hôpital militaire de Kaboul, faisant 49 morts parmi les médecins, les infirmiers et les patients. De l'horreur de la Saint-Barthélemy jusqu'à Auschwitz, les récits d'autres massacres foisonnent. Des réfugiés cambodgiens entendus dans les camps de Thaïlande des années 1970 me disaient que les Khmers rouges tuaient les bébés à coups de gourdin, parce qu'il fallait économiser les munitions. Faut-il parler de Sarajevo assiégé par les forces serbes dès 1992 où les femmes enceintes servaient de cibles, car il fallait éradiquer le peuple bosniaque ? Comme au Rwanda et au Congo, pour d'autres peuples. Chaque fois, il faut briser la vie, frapper l'ennemi dans son avenir, son devenir, son espoir.

À Kaboul, les terroristes se sont attaqués aux plus pauvres des plus pauvres, à ceux qui n'avaient rien que la force de porter la vie.

Quelques mois plus tard, au début de l'été, Amina est sortie de l'hôpital, définitivement sauvée. Son père est venu la chercher. Bonne chance, petite fille.

Petit point d'histoire

Décembre 1979, les premières bombes soviétiques tombaient sur l'Afghanistan. Sur le plan géopolitique, c'était une redistribution des cartes ; sur le plan de la médecine humanitaire, c'était un commencement. Sans réels moyens financiers, sans logistique, animés de leur science et de leur volonté, des médecins français ont pansé les blessés et soigné les malades des moudjahidine, ceux qui combattaient l'invasion soviétique.

C'était le triomphe du « sans-frontiérisme », autrement dit, la mise en place d'une philosophie de l'ambulance : intervenir médicalement partout où souffrent des hommes, des femmes, des enfants. Désormais, il n'y aurait plus de frontières pour l'aide médicale ! C'est à cette occasion que le terme de *French doctor* est né. À la suite de l'intervention d'un médecin français invité au Sénat américain, le *New York Times* titrait : *« The terrific French doctors »*...

En Afghanistan, les *French doctors* ont soigné, opéré, vacciné. Ils l'ont fait en partant, sac au dos, pour franchir les cols et grimper les montagnes du pays à la rencontre de ceux qui avaient tant besoin de secours. Et puis, au fil des décennies, cette aide, improvisée et romantique, s'est professionnalisée. Il fallait désormais apprendre aux Afghans à s'entraider. C'est ainsi qu'est née l'idée d'un hôpital pour Kaboul... Dans ce pays de misère et de violence, nous avons créé cette structure destinée à soigner les plus fragiles d'entre tous : les enfants. Depuis l'ouverture de cet hôpital, en 2005, convergent ici les petits malades de toutes les régions du pays. L'hôpital affiche désormais chaque année 100 000 consultations et 10 000 opérations. Et le destin continue sa marche : en 2017, avec des fonds officiels français, s'est ouverte la maternité qui a fait de l'hôpital un établissement mère-enfant.

ÉPILOGUE

LE MONDE CHANGE

Ensemble, nous avons effectué quelques voyages vers les enfants de la misère et de la maladie, quelques-uns parmi des milliers... Alors faut-il vraiment trouver une conclusion à ces escapades vers la vie redonnée ? Sans doute pas, car tout continue. Chaque jour, je dois répondre à des drames vécus si loin ; chaque jour, je m'efforce de donner de l'espoir à des parents inquiets.

Mais si l'on ne peut pas mettre un point final à ces récits heureux, on peut songer, en contrepoint, à ces enfants trop grièvement atteints ou détectés trop tardivement, ces enfants qui n'ont pas eu la chance de rejoindre la cohorte joyeuse de nos petits patients guéris.

Je songe à ces enfants dont les noms me hantent... Je me souviens de Mirana, petite fille de Madagascar, morte dans l'avion qui l'amenait en France pour se faire opérer du cœur. Je n'oublie pas Bintou, fillette guinéenne qui a succombé des suites d'une hémorragie foudroyante survenue dans sa famille d'accueil en région parisienne. Je garde le souvenir de Madani, enfant malien mort à l'aéroport de Bamako juste avant de monter dans l'avion qui devait l'amener à Toulouse pour être opéré de son cœur malformé.

Et puis, autres douleurs, il y a les enfants pour lesquels nous ne pouvons rien, victimes de la guerre, cibles des snipers ou des bombes. Je pense à Firas, l'enfant d'Alep, en Syrie, dont sa mère m'a raconté le drame...

– C'était une belle journée, vraiment. Il faisait un grand soleil, il n'y avait plus de bombardements depuis quelques jours. On sortait un peu plus. Firas était parti jouer dehors, devant la maison. J'ai entendu un avion... Je lui ai crié de rentrer, je lui ai hurlé de descendre à la cave. Il y a eu un bombardement, l'immeuble d'en face a été touché par un obus, un missile, quelque chose... Quand la fumée s'est estompée, j'ai vu sa silhouette allongée. « Lève-toi, lui ai-je ordonné, lève-toi ! » Je me suis précipitée, je l'ai pris dans mes bras. Il ne bougeait pas. J'ai compris qu'il ne bougerait plus.

Et comment oublier Eid, qui jouait avec sa sœur dans la cour à Talleshhab, au sud de la Syrie. La « foudre » tombée du ciel s'est abattue sur sa maison. Sa mère a été tuée sur le coup. Eid gisait sur le sol, inanimé, les deux jambes presque arrachées. Une équipe de secouristes improvisés lui a fait un garrot avant de le transférer à quelques kilomètres de là, dans un bâtiment insalubre qui faisait office d'hôpital de campagne. Là-bas, à la hâte, l'enfant a été amputé des deux jambes. Et puis, avec son père, sa sœur et sa tante, le petit garçon est parti pour la Jordanie... Il avait échappé à la guerre, mais sa vie était un enfer. Il se traînait par terre, ne pouvait plus aller à l'école. Notre équipe chirurgicale a pu faire un premier geste au niveau de ses moignons douloureux, et puis nous lui avons fait façonner des prothèses adaptées afin de lui permettre au moins de se tenir debout...

Que faire pour ces enfants détruits par la folie des hommes ? La seule aide, c'est la prothèse ou le fauteuil ; la seule aide, c'est tenter de soulager des blessures qui sont aussi celles de l'âme.

Partout dans le monde, nous avons des demandes multiples – blessures et maladies –, et nos listes d'attente s'allongent terriblement... Une série de noms et prénoms avec l'âge, un diagnostic précis, un pronostic établi et l'indication d'un geste chirurgical qui se fera ou ne se fera pas. Et puis, aussi, des noms barrés... parce qu'il est trop tard parfois. La liste d'attente, pour moi, c'est une responsabilité toujours brûlante, un espoir jamais assouvi, une charge émotionnelle violente.

Hélas, l'humanitaire, comme la médecine, a ses limites. En plus des cas désespérés, ceux sur lesquels le destin entêté a tracé sa griffe, nos obstacles sont parfois imposés par un monde qui change...

Le monde change, et l'on s'en rend compte quand on reçoit chaque semaine, du Quai d'Orsay, la carte mondiale des risques. Une carte avec plusieurs couleurs, où le rouge qui marque les régions les plus dangereuses s'étend progressivement. Notre espace d'action se restreint. Il y a les pays dont on parle toujours – l'Afghanistan, l'Irak, la Syrie –, mais à ces espaces de tous les risques s'ajoutent maintenant certains pays d'Afrique subsaharienne – le Mali, le Burkina Faso, le Niger, etc. Le danger est là. Nous, les humanitaires, sommes assimilés à l'Occident détesté ! Comme des marchandises que l'on vend et revend, le personnel humanitaire a une cote élevée à la Bourse des kidnappés !

Les médecins se vendent à très bon prix, et des processus d'échanges extrêmement lucratifs se développent...

Entre attentats et enlèvements, nous sommes pris dans un cercle délirant dont nous sommes à la fois les victimes et les témoins impuissants. Plus rien n'est respecté. Au nom d'une religion ou d'une idéologie, ils tuent pour tuer. À l'été 2020 encore, huit personnes, dont six humanitaires français de l'ONG Acted, ont été assassinées froidement au Niger, et les attaques d'hôpitaux – inimaginables naguère – surviennent avec une régularité terrifiante.

Le monde change. Nous avons à présent, au sein de la structure La Chaîne de l'Espoir, un responsable du risque qui étudie la carte des violences et met au point des protocoles de sécurité... La vision romanesque du médecin humanitaire a vécu, les volontaires se mobilisent évidemment moins facilement pour certains pays et les ONG doivent faire face à cette nouvelle réalité. Combien de fois un chirurgien ou une infirmière qui devait partir en mission à Kaboul ou à Bamako a renoncé au dernier moment? La pression de la famille, de l'épouse ou du mari affolé a souvent contraint le volontaire à abandonner ses projets.

La seule vraie question qui se pose est la suivante: quelle est la limite dans la prise de risque? L'acteur humanitaire doit-il devenir un martyr? Évidemment non. Il faut apprendre à sauver sans périr. Alors, pour ne pas être une cible, ne faut-il pas renoncer à se rendre sur place? Il apparaît nécessaire d'africaniser l'aide à l'Afrique, d'afghaniser l'aide à l'Afghanistan... Déléguer l'aide humanitaire est une pratique devenue quotidienne. Il semble impératif de donner aux hôpitaux, aux médecins et aux infirmiers locaux des moyens de traiter les cas urgents, pour qu'ils s'autonomisent et s'aident eux-mêmes. C'est d'ailleurs ce qui se passe actuellement en Syrie. L'aide humanitaire est sous-traitée ! Je me souviens de ma rencontre en 2015 avec l'équipe de l'hôpital de Conakry, en Guinée. La coordinatrice était française, certes, mais tout le reste de l'équipe était africain : un Libyen, un Tunisien, un Congolais... Le « bon docteur blanc », celui qui venait autrefois affronter les grandes épidémies et les maladies récurrentes, est sans doute mort... Vive le « bon docteur local » ! La relocalisation est l'avenir de l'humanitaire.

Le monde change, car la demande qui domine, aujourd'hui, c'est la formation et le partage. Les chirurgiens, les médecins et toutes les équipes médicales du bout du monde veulent apprendre à devenir autonomes. Dans l'avenir, notre rôle ne sera plus de soigner des enfants malades, mais de poursuivre la création de structures hospitalières et d'étendre la formation du personnel médical.

Le monde change parce qu'il devient connecté. Les technologies modernes abolissent les distances. On peut agir de loin, faire des diagnostics sans être sur place, apporter un appui aux interventions chirurgicales délicates... Effectivement, nous faisons de plus en plus de téléconsultations et de téléréunions, la connexion se fait même au bloc opératoire ! Cette tendance forte a été accélérée par la pandémie de Covid-19.

Le monde change. Si le don reste la pierre angulaire de nos actions, il permet toujours de transformer une belle idée en action durable. La bonne volonté, à elle seule, ne suffit plus. Au XXIe siècle, la quête d'autrefois est devenue le mailing, le courrier ciblé qui va de notre cœur à leur cœur. Nous devons, chaque jour, entretenir des relations avec les donateurs qui nous soutiennent dans un engagement désintéressé. Nous devons les solliciter et leur donner des nouvelles de nos petits bénéficiaires, leur expliquer notre démarche pour mieux les inciter à la générosité. Et chaque fois que nous lançons une action pour un enfant malade, j'ai peur. Peur de ne pas avoir suffisamment de soutiens... Je me pose toujours cette question angoissée : cette fois-ci encore nos amis vont-ils répondre ? aider ? sauver ? Chaque fois, nos donateurs sont au rendez-vous. Chaque fois, leurs gestes de pure générosité ici se transforment là-bas en véritables miracles.

Le monde change, parce que nous sommes dans l'obligation de nous professionnaliser. Notamment quand nous cherchons à atteindre les fonds institutionnels, un complément aux dons pour les grands projets comme les hôpitaux ou les pavillons des enfants destinés à recevoir nos jeunes patients au Mali ou au Cambodge. Il faut se tourner vers l'Union européenne ou l'Association française du développement ou encore d'autres importantes fondations. Alors, les gestionnaires arrivent pour les suivis budgétaires... Le monde change, vous dis-je !

L'humanitaire, par sa diversité d'actions sur le terrain, est devenu un métier. Des jeunes y viennent attirés par les valeurs de solidarité et d'entraide que véhiculent des ONG comme la nôtre, ils envisagent de faire carrière dans ces organisations humanitaires, de grimper dans la hiérarchie peut-être, d'accumuler des points de retraite sûrement ! Et c'est très bien comme ça, car en bout de chaîne, ce sont les enfants qui en profitent.

Le monde change. Il a changé à de multiples reprises et il changera encore. Un jour viendra, je le souhaite, où plus personne n'aura besoin de nous, les humanitaires. Certains en doutent, d'autres n'y mettent aucune échéance. Peu importe, mais il faut y croire. Alors, laissez-moi, pour conclure, emprunter un peu d'espoir à Baudelaire :

> « Si le ciel et la mer sont noirs comme de l'encre
> Nos cœurs que tu connais sont remplis de rayons ! »

REMERCIEMENTS

Merci à Philippe Héraclès, qui m'a donné l'opportunité d'écrire cet ouvrage dédié à notre Chaîne de vie.

Merci à Jacques Séguéla, qui m'a inspiré le titre de ce livre.

Mille mercis à Fabienne Dinet, sans qui le livre ne serait pas ce qu'il est.

Merci à Viviane Lam pour son aide précieuse.

Merci à Pascal Deloche pour sa contribution.

Merci à Pauline, Delphine, Flavie et tout le service marketing de La Chaîne de l'Espoir.

Merci à tous mes amis, chirurgiens, médecins, infirmières, infirmiers, ingénieurs biomédicaux et techniciens pour leur engagement à nos côtés.

TABLE DES MATIÈRES

MIXTE
Papier issu de
sources responsables
FSC® C003309

L'éditeur de cet ouvrage s'engage dans une démarche
de certification FSC® qui contribue à la préservation
des forêts pour les générations futures.

Pour en savoir plus :
www.editis.com/engagement-rse/

Cet ouvrage a été achevé d'imprimer en octobre 2020
dans les ateliers de Normandie Roto Impression s.a.s.
61250 Lonrai
N° d'impression : 2004226

Imprimé en France